U0259569

全媒体"健康传播"系列丛书

别怕高血压
专家教你控制血压

江西科学技术出版社

江西·南昌

图书在版编目（ＣＩＰ）数据

别怕高血压：专家教你控制血压 / 孙兴兰主编 . -- 南昌：江西科学技术出版社，2020.12 (2022.8 重印)
　ISBN 978-7-5390-7617-1

　Ⅰ.①别… Ⅱ.①孙… Ⅲ.①高血压—防治 Ⅳ. ① R544.1

中国版本图书馆 CIP 数据核字 (2020) 第 269167 号

国际互联网（Internet）地址： http：//www.jxkjcbs.com
选题序号： KX2019016
图书代码： D20018-102

别怕高血压：专家教你控制血压　　　　　　　　孙兴兰　主编
BIEPA GAOXUEYA：ZHUANJIA JIAO NI KONGZHI XUEYA

出版发行 / 江西科学技术出版社
社址 / 南昌市蓼洲街 2 号附 1 号
邮编 / 330009
电话 / 0791-86623491
印刷 / 江西骁翰科技有限公司
经销 / 各地新华书店
成品尺寸 / 145mm×210mm
印张 / 5.5
字数 / 100 千字
版次 / 2020 年 12 月第 1 版　2022 年 8 月第 2 次印刷
书号 / ISBN 978-7-5390-7617-1
定价 / 36.00 元

赣版权登字 -03-2020-462

轻松学会做自己的家庭医生

为了帮助你更好的阅读本书，我们提供了以下线上服务

身体标准来对照
对照身体健康标准数据，看看你达标了吗

讲解课程带你学
知识点讲解简单明了，学做自己的家庭医生

日常生活来实践
改变习惯从调整饮食开始，身体健康靠坚持

今日所学来分享
分享自己的学习笔记，看看书友怎么说

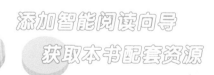
添加智能阅读向导
获取本书配套资源

微信扫码

丛书编委会

编委会主任　丁晓群

编委会副主任　曾传美　王金林　朱烈滨　谢光华　龚建平

　　　　　　　　李晓琼　万筱明

编委会委员（按姓氏笔画排序）

朱　琏　张保华　罗礼生　周秋生　敖力勋　聂冬平　曾向华

谭友文　操秋阳

本书编委会

主　　　编　孙兴兰

副　主　编　熊晓云　涂　惠　胡婷英　李　颐　张智霖

　　　　　　　游明春

编　　　委　李　萍　胡小红　陈　茜　刘　琴　黄露琳

　　　　　　　郭　婷　丁　岚　钟　雯　胡亦伟　薛广燕

　　　　　　　肖　丹

序 言
PREFACE

砥砺奋进，春风化雨。党的十八大以来，以习近平同志为核心的党中央把人民健康放在优先发展的战略位置，提出"没有全民健康，就没有全面小康""要做身体健康的民族"，从经济社会发展全局统筹谋划加快推进"健康中国"战略。

江西省委、省政府历来高度重视人民健康，积极出台实施《"健康江西2030"规划纲要》，加快推进"健康江西"建设，全省卫生健康领域改革与发展成效显著，医疗卫生服务体系日益健全，人民群众健康水平和健康素养持续提高。

江西省卫生健康委员会与江西省出版集团公司共同打造的"健康江西"全媒体出版项目，包括图书出版和健康教育平台，内容涵盖健康政策解读、健康生活、中医中药、重大疾病防治、医学人文故事、卫生健康文化、医企管理等内容。《全媒体"健康传播"系列丛书》是"健康江西"全媒体出版项目中一套优秀的、创新的健康科普读物，由相关领域的医学专家潜心编写，集科学性、实用性和可读性于一体。同时推出"体验式"及"参与式"模式，实现出版社、专家、读者有效衔接互动，更好地为读者服务。

对人民群众全生命周期的健康呵护与"健康江西"全媒体形式的结合，堪称一种全新的尝试，但愿受到广大读者的喜爱，尤其希望从中获取现实的收益。

江西省卫生健康委党组书记、主任

2018 年 12 月 5 日

前 言
FOREWORDS

  高血压是我国患病人数最多的慢性病之一，是城乡居民心脑血管疾病死亡的最重要的危险因素，其发病常"悄无声息"，有人将高血压称为"无声杀手"。《中国心血管病报告 2019》指出，我国心血管病现患病人数 3.3 亿，高血压患者 2.7 亿，据统计，45 岁以上人群患病率超过 50%，已严重威胁着人们的健康，也加重了家庭和社会的负担。

  面对不断壮大的高血压人群，加之我国的医疗资源有限，很多高血压患者不能得到系统的治疗和正确的健康指导，我国高血压的知晓率、治疗率、控制率总体仍处于较低水平。《中国高血压健康管理规范（2019）》强调高血压防线前移，面向全体人群，并推进疾病治疗向健康管理转变。高血压患者应掌握战胜疾病的主动权，了解高血压的相关知识，发挥自己的主观能动性，增加自我管理意识与技能，提高自我管理水平，这对高血压的防治具有十分重要的意义。

因此，我们组织了多位临床一线并具有丰富经验的中青年专家，根据多年从事心血管病和防治高血压的实践和科学研究体会，并参阅国内外文献资料，紧跟时代发展变化，与时俱进，精心编纂了这本高血压健康知识大全的科普读物。本书以小标题，卡通人物问答的形式编写，从不同方面介绍当代防治高血压的必备常识，内容丰富，包含新知识、新观念、新技术和新方法；涉及"H"型高血压、隐匿性高血压、"白大衣"高血压等另类高血压的诊治；高血压人群日常管理，健康生活方式的干预、高血压并发症的预防及处理等等，具有时代性、科学性、实用性和可读性。

本书深入浅出，通谷易懂，适合高血压患者及其家属阅读，也可供广大基层医务人员，社区医务工作者阅读参考。在编写过程中得到南昌大学第二附属医院各级领导以及医院心血管内科全体同志的支持，在此一并表示感谢。由于时间有限，书中难免有不当之处，请各位读者批评指正。

孙兴兰

2019 年 5 月 26 日

目　录
CONTENTS

高血压管得好，血压才能稳稳哒

附录

PART 1

高血压知多少

什么是高血压

血压是怎样形成的

大家都知道，血液从心脏流入动脉会对动脉壁产生压力，这个压力就叫动脉血压（简称血压，英文缩写：BP），随着心脏的收缩与舒张，产生收缩压和舒张压。

高血压的定义

高血压 是指在未使用降压药物的情况下，非同日3次测量，收缩压（SBP）≥ 140mmHg 和（或）舒张压（DBP）≥ 90mmHg；既往有高血压史，现正在服用降压药，虽血压 <140/90mmHg，仍可诊断为高血压。

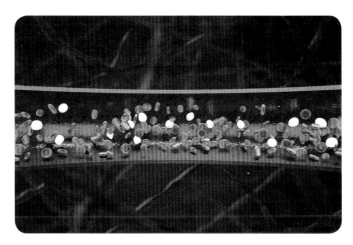

图 1　血液在血管内流动时对血管壁造成的侧压力叫血压，这个压力过大就是高血压

目前仍以诊室血压作为高血压诊断的依据，有条件的应同时积极采用家庭血压或动态血压来诊断高血压，其中家庭血压 ≥ 135/85mmHg、动态血压白天平均值 ≥ 135/85mmHg 或 24 小时平均值 ≥ 130/80mmHg 为高血压诊断的阈值。

高血压分类

医学上将高血压分为原发性高血压和继发性高血压两大类：

原发性 高血压	病因未明者为原发性高血压（占患者的 90%~95%）。长期高血压可能成为多种心脑血管疾病的重要危险因素，并影响重要脏器，如心、脑、肾的功能，最终还可导致这些器官的功能衰竭
继发性 高血压	5%~10% 的高血压患者可找出高血压的病因，若血压升高是某些疾病的临床表现，则称为继发性高血压。通过临床病史、体格检查和常规实验室检查可对继发性高血压进行简单筛查

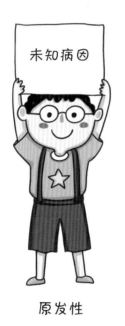

原发性

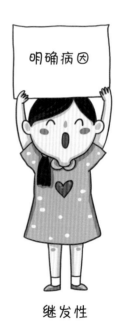

继发性

二者可以通过检查来辨别

你是不是高血压的"候选人"

　　来看看自己是不是高血压的候选人吧！高血压的危险因素分为不可控和可控因素，也就是我们所说的先天与后天因素，先天的是无法改变的，那么我们的重点就在于管理好后天因素来控制我们的血压。下面我列举一下哪些是不可控因素，哪些是可控因素，大家好好对照一下，符合的条数越多，患病风险越大。如果你在"候选人"之中，一定要有所警惕，提前知道，尽早去医院做好检查，在生活中也要注意防范。

不可控制危险因素

　　有高血压遗传史　它对高血压的发病起着很重要的作用。有资料报道，父母一方有高血压者，子女患病率达 28.3%；父母双方均有高血压者，子女患病率将升至 46%。

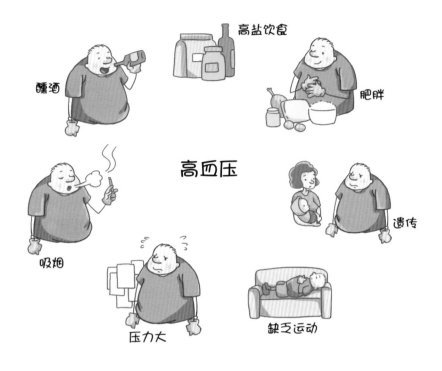

　　年龄　据统计，65~74 岁有 65% 的人患高血压，75~84 岁有 75% 的人患高血压，85 岁以上有 95% 的人患高血压。这一数据说明高血压的患病率随着年龄的增长而增加。

可控制因素

　　长期吸烟　根据我国疾病预防控制中心发布的《2015 中国成人烟草调查报告》的数据，我国烟民达 3.16 亿，占全国四分之一的人口，吸烟者平均每天吸 15.2 支烟。吸烟的人肯定都知道，烟盒上印着吸烟有害健康的字样，但吸烟到底对健康有什么危害你真的清楚吗？特别是对于吸烟的高血压患者来说，吸烟对血压有哪些影响呢？研究者指出，血压变动是由烟草中的尼古丁引起的。尼古丁是一种剧毒物质，如果把 5 支香烟里所含的尼古丁提取出来吞下去，3 分钟内就会致命！尼古丁能刺激心脏，使心跳加快，血管收缩，血压升高。吸一支普通的香烟，可使收缩压升高 10~25mmHg。长期大量地吸烟，也就是每日抽 30~40 支香烟，可引起小动脉的持续性收缩，长此以往，小动脉壁的平滑肌变性，血管内膜渐渐增厚，形成小动脉硬化，更致使高血压的进一步恶化。

过量饮酒　大量研究表明，长期过量饮酒会增加心脑血管疾病的发病风险。过量饮酒包括危险饮酒（男性 41~60g，女性 21~40g）和有害饮酒（男性 60g 以上，女性 40g 以上）。我国饮酒人数众多，18 岁以上居民饮酒者中有害饮酒率为 9.3%。限制饮酒与血压下降显著相关，酒精摄入量平均减少 67%，收缩压下降 3.31mmHg，舒张压下降 2.04 mmHg。相关研究表明，即使对少量饮酒的人而言，减少酒精摄入量也能够改善心血管健康，减少心血管疾病的发病风险。

　　体重超重　　体重增加是高血压的重要危险因素，肥胖的人脂肪多，容易引起动脉硬化。衡量超重和肥胖最简便和常用的生理测量指标是体重指数（BMI）和腰围。体重指数（BMI）= 体重 / 身高的平方（国际单位 kg / m²），BMI 在 18.5~23.9 为正常，BMI 在 24~27.9 为超重，BMI ≥ 28 为肥胖。腰围主要反映中心型肥胖的程度，成人正常腰围 90/85cm（男 / 女），当体重指数 ≥ 28，腹围男性 ≥ 85cm，女性 ≥ 80cm，患高血压的概率明显增加。

　　高盐饮食　　高盐饮食是我国高血压人群重要的发病危险因

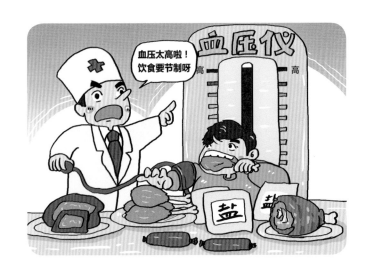

素。目前主张每人每日摄盐量应少于6克。可调查发现，2012年我国18岁以上居民的平均烹调盐摄入量为10.5g，较推荐的盐摄入量水平高很多。

其他

● 社会心理因素：长期工作压力大、精神紧张、愤怒、烦恼，都可以导致高血压的发生。

● 使用某些药物：如长期使用避孕药、激素、消炎止痛药等，都会增加高血压的发病率。

 平时在家怎么记录血压呢？

 血压用血压计在肱动脉测得的数值来表示，以mmHg（毫米汞柱）为单位，如130/80mmHg，前者为收缩压（SBP），后者为舒张压（DBP）。

人体的血压是一成不变的吗?

不是的，人体的血压在一天之内会有正常的波动，而且受很多因素影响。

那影响血压的波动因素有哪些呢?

医学研究发现，影响人体血压波动的因素主要有以下几方面：

● 生理活动：一般在安静、休息、心平气和状态下血压较低；在劳动、情绪变化、进食、排便时均可使血压升高。剧烈运动能使收缩压上升 20mmHg 左右。

● 季节变化：多数情况下，无论是血压正常的人还是高血压患者，血压在冬季都略高于夏季。

● 昼夜变化：一般来说，早晨起床之后血压开始逐步上升，中午时到达最高值；午后血压逐渐下降到一个较低的水平，到傍晚时分再次上升，达到一天中的另外一次峰值；直到夜间入睡以后血压又再次回落，在凌晨 2~3 时降至最低。这样一个"两峰一谷"的模式构成了人体血压的正常波动。血压在昼夜 24 小时内呈现一种生物钟节律波动，在清晨 6~8 时及傍晚 18~20 时血压较高。引起血压在 24 小时内波动的原因，主要与血浆去甲肾上腺素水平及压力感受器反射的敏感程度有关。生理情况下的血压波动是机体的自我调节与适应过程，出现波动是正常的，大可不必担忧。

● 年龄因素：老年人血压更高、更易波动，精神上的微小刺激也可使血压升高。原因是动脉硬化使血管弹性降低，不能很好适应心脏排血量的变化。

● 体位因素：正常人的血压随体位不同而有所变化，立位时高，坐位次之，卧位时最低，这是因为立位时血压必须调节得略高一些，才能保证头部血液供应。老年人由于压力感受器和血液循环调节功能减退，在突然起坐或突然站立时，血压下降较明显，会出现"体位性低血压"（又称"直立性低血压"）。

● 其他因素：剧烈运动、吸烟、进餐、饮酒、喝咖啡、饮食量多、进食过咸、使用升高血压的药物或保健品，都可能引起血压升高。

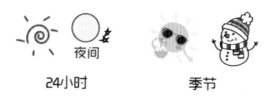

夜间

24小时　　　　　季节

血压会随着昼夜和季节呈规律性动态变化

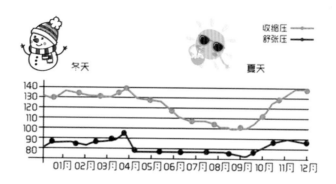

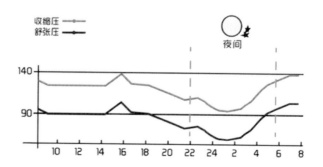

预警高血压的六大症状

调查显示，由于人们生活水平提高、生活节奏加快、饮食结构不合理和缺乏运动等原因，我国高血压的发病率逐年增加。2010 年调查显示，在我国高血压患者已达 2 亿。如今高血压已成为常见病、多发病。据统计，45 岁以上人群患病率已超过 50%。高血压的并发症如脑卒中、心血管病及肾脏病等，严重危害我国人民健康，成为重大公共卫生问题。然而，很多人不知道自己得了高血压，使得高血压的防治任务异常艰巨。因此作为医生，我下面讲述几种高血压的常见症状，让患者们及早发现、及早治疗。

高血压症状一：头痛

高血压患者会出现头痛的症状，并且头痛的部位多在后脑，有的伴有一些消化道的症状，比如恶心、呕吐等。很多人不注意这些，不认为这种情况是血压高的表现，这往往会使病情拖延，因此大家如果有头痛的症状，而且一直不见好，一定要去看看自己是否有血压高的情况。

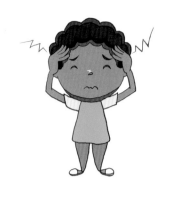

高血压症状二：眩晕

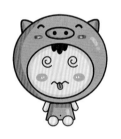

这是高血压的常见症状之一，一般多见于女性患者，若发生体位的变化，如突然地下蹲或者起立时，这种眩晕的症状尤为明显。

高血压症状三：耳鸣

正常情况下，我们的耳朵听不到人体内部的各种声音。高血压会引起小血管痉挛、导致内耳供血不足，影响耳朵的神经系统，因此，患者容易出现耳鸣。此外，很多高

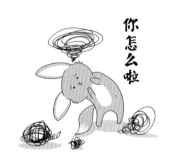

你怎么啦

血压患者同时伴有血脂异常，这会引起内耳血管脂质沉积，过氧化脂质增加，血管萎缩，供血不足，直接导致内耳毛细胞损伤，进而引起耳鸣。这类患者均有高血压史或伴有高脂血症，耳鸣多表现为高音调，若持续时间比较长，大家要提高警惕。

高血压症状四：肢体麻木

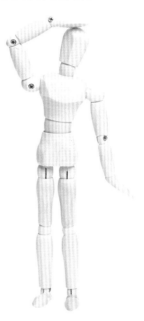

当末梢循环不好的时候，会出现手指、脚趾麻木的症状，或是皮肤有异常感。若不及时控制血压，病情会逐渐加重，麻木范围扩大，甚至会出现半身不遂的情况，因此要重视高血压的治疗。

高血压症状五：失眠

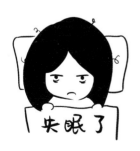

持续升高的血压会导致大脑皮层和自主神经功能失调，从而引起入睡困难、睡后易醒，睡眠不踏实、易做噩梦等失眠症状。当您出现入睡困难、睡后易醒等情况时，也要提高警惕哦。

高血压症状六：心悸气短

人的血压升高会影响心脏的排血功能，加大排血的阻力，久而久之会出现心肌肥厚、心脏扩大等情况，并且出现心肌缺血的症状，所以会有心悸气短的表现。

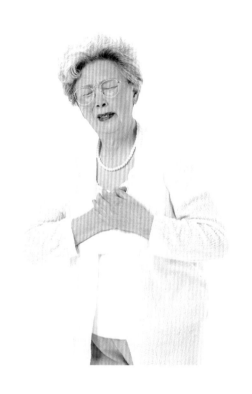

评估高血压的分级和危险分层

高血压一般根据血压的水平高低分为三级：1级、2级和3级高血压。血压的分级标准如下所示：

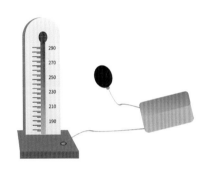

高血压的分级标准

血压水平分级	收缩压（mmHg）	舒张压（mmHg）
正常血压	<120 和	<80
正常高值	120~139 和（或）	80~89
高血压	≥140 和（或）	≥90

血压水平分级	收缩压（mmHg）	舒张压（mmHg）
1 级高血压（轻度）	140~159 和（或）	90~99
2 级高血压（中度）	160~179 和（或）	100~109
3 级高血压（重度）	≥ 180 和（或）	≥ 110
单纯收缩期高血压	≥ 140 和	<90

（若收缩压与舒张压分属不同的级别时，则以较高的分级为准）

什么是高血压的危险分层

高血压的危险分层是根据当前的血压升高水平、心脑血管疾病危险因素、重要脏器损害情况和并存的临床疾病 4 个方面来确定的。

影响高血压分层的心血管危险因素、脏器损害和伴随的临床疾病有哪些呢

心血管危险因素有：

高血压（1~3 级）	年龄 >55 岁（男） >65 岁（女）
吸烟	糖耐量受损
血脂异常：胆固醇 ≥ 5.7mmol/L	心血管疾病家族史
腹型肥胖（体重指数 ≥ 28kg/m², 腹围男性 ≥ 85cm，女性 ≥ 80cm）	血同型半胱氨酸 ≥ 10umol/L

脏器损害　左心室肥厚、动脉粥样硬化、肾功能损害。

并存的临床疾病　脑出血、缺血性脑卒中、心肌梗死、心绞痛、冠状动脉血运重建、慢性心力衰竭、糖尿病肾病、肾功能受损、外周血管疾病、视网膜病变、糖尿病。

高血压危险分层量化评估表

为方便患者们了解自己的血压在哪个危险分层，我罗列出了下面的表格。

血压 （mmHg） 其他危险因素	1 级高血压 SBP 140~159 或 DBP 90~99	2 级高血压 SBP 160~179 或 DBP 100~109	3 级高血压 SBP ≥ 180 或 DBP ≥ 110
无其他危险因素	低危	中危	高危
1~2 个危险因素	中危	中危	极高危
≥ 3 个危险因素 或重要脏器损害 或糖尿病	高危	高危	极高危
并存临床疾病 （并发症）	极高危	极高危	极高危

注：SBP：收缩压（高压），DBP：舒张压（低压）

　　其他危险因素　在这里指心脑血管病危险因素、重要脏器损害、合并糖尿病及并存临床疾病的统称。

了解高血压的危害

长期的高血压可直接造成心、脑、肾、眼等重要脏器的损害，如下所示：

高血压的靶器官：

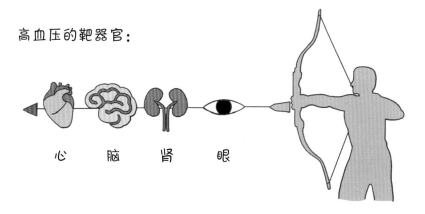

心　脑　肾　眼

可能造成冠心病、脑卒中、肾衰竭、眼底动脉石化等损害

高血压的危害不可轻视

眼	眼底血管硬化、出血，甚至失明
脑	脑卒中（脑出血、脑梗死）、短暂性脑缺血发作、血管性痴呆
心脏	冠心病（心绞痛、心肌梗死）、心力衰竭、房颤
周围血管病	颈动脉硬化、斑块，下肢动脉狭窄，主动脉夹层
肾脏	肾功能损害、肾脏病、尿毒症

微信扫码，立领

☆ 健康数据标准　☆ 名师讲解课程
☆ 日常实践方法　☆ 分享所学笔记

PART 2

高血压患者的就医路线

高血压患者如何选择医院

生活中，患者有不适症状或者怀疑自己有高血压时，常会想自己去哪个医院看病才能得到更好的关怀和治疗。

大家求医可能有以下方式

网络	亲朋好友介绍
病友介绍	社区医院推荐
医院有熟人	就近

医院诊断高血压的条件

相关设备

先进、齐全的医疗设备和仪器可以从侧面反映出医院的医疗水平，你准备就诊的医院是否配备这些设备可在该医院官网上查询。

筛查和诊断高血压需要的相关设备：

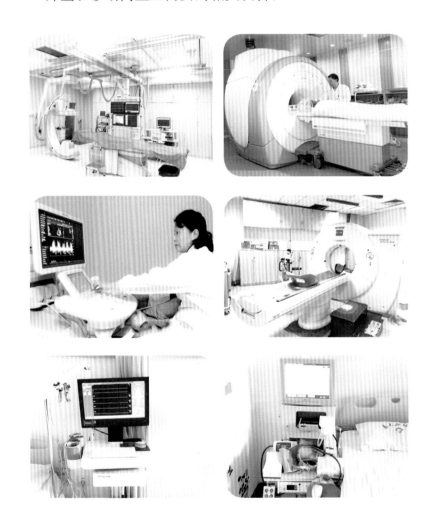

外科手术切除	开刀或者腔镜下肾上腺切除
微创肾上腺栓塞	通过导管向肾上腺动脉里注射栓塞剂，栓塞部分肾上腺动脉，从而降低肾上腺激素的分泌，达到降低血压的目的

如何选择医生

医院官网的介绍　　每个医院的官方网站上都会有各个学科专家的介绍，具有权威性和真实性。通过医院官网查看就诊医院的医生信息可以帮助您找到合适的诊治医生。

听患者的口碑　　咨询认识的高血压患者或其家属，听他们讲就诊经历，一般情况下，他们都很了解高血压的诊治过程，熟悉不少高血压专科医生。他们推荐的医生，一般是比较值得信任的。

了解内行医生的评价　　一个医生专业水平的高低，熟悉他的同行最为了解，如果能咨询他们，或让他们给您推荐，您也可以放心地找所推荐的医生。

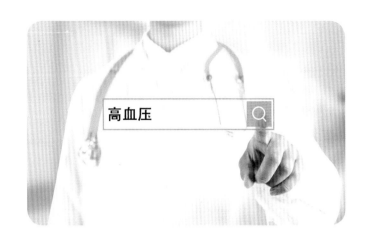

　　听医生的言谈　医学是科学，好的医生都尊重客观事实，摆事实、讲数据，结合自己的临床经验，又顾及患者和家属的感受，实事求是地分析病情，谈预后。如果一个医生向你滔滔不绝地吹嘘他的水平多高，保证一定能治好您的高血压，那他不一定是一个称职的医生，这样的医生不建议您选择。

　　看医生的品格　好医生不一定都是帅气或美貌的，但一般都是很有亲和力、平易近人的。医生对患者认真负责的态度，说明了他（她）是和蔼可亲的、让人值得信赖的医生。

高血压患者选择医院及医生的误区

误区一：广告说的都可信

释疑：随着市场经济的建立和发展，广告业也日益兴隆起来，报刊、电视，大街小巷随处可见广告的踪影，请患者不要盲目相信，要选择正规医院就诊。

误区二：必须选择全国最好的医院

释疑：其实现在国内，甚至省内很多大型三甲医院或高血压专科医院诊疗水平都不错，诊治能力和技术都很高，患者都可以放心选择。

误区三：医生越老越好

释疑：相信很多患者都有这样的想法，其实现在医生的学校教育和继续教育都非常规范，要经过本科、硕士、博士、规范化培训、专科培训等阶段。而且，现在的医学日新月异，医生们都需要经常去学习新的知识来充实自己。现在的正规医院都是主诊医生负责制，每一位患者都有自己的主管医生，他是最了解您病情的人，所以找到一个负责的医生强过找"老医生"。

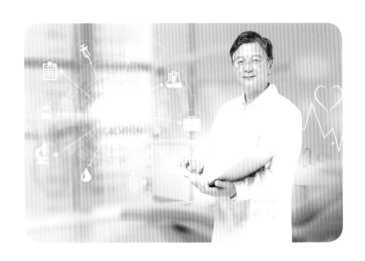

微信扫码，立领

健康数据标准　　名师讲解课程
日常实践方法　　分享所学笔记

你可能会接受的相关检查

原发性高血压相关检查

血液生化检查

血脂：可以发现是否有血脂异常，如血清总胆固醇（TC）、甘油三酯（TG）、低密度脂蛋白胆固醇（LDL-C）增高，而高密度脂蛋白胆固醇（HDL-C）降低等

血糖：可以发现是否有合并糖尿病

肾功能：可以发现是否有肾功能损害、高尿酸血症等

血电解质（血钾、血钠等）：可以发现是否有继发性高血压（如原发性醛固酮增多症患者可出现低血钾、高血钠）

同型半胱氨酸（英文缩写名：Hy，如升高为H型高血压）等

尿常规检查　可以发现是否有肾损害产生的蛋白尿等。肾浓缩功能受损时尿比重逐渐下降，可有少量尿蛋白、红细胞，偶见管型。随肾病变进展，尿蛋白量增多，良性肾硬化者，如24小时尿蛋白在1g以上时，提示预后差。

心血管实验室检查　包括常规心电图、动态心电图、动态血压监测，通过监测患者心电或血压，了解患者24小时心电血压的情况。

影像学检查　相当于给自己身体特定部位照相，常用的影像检查有心脏远达片、颅脑磁共振（MRI）、眼底照相、彩超。

心脏远达片	相当于心脏的正位片，检查心脏的大小和结构
颅脑磁共振	是在外加磁场的作用下，人体细胞经射频的脉冲冲激后释放能量，经计算机重建获得断层图像，相当于脑血管的"3D照片"
眼底照相	照相所得到的眼底影像阅读方便、直观、放大倍率高，计算机屏幕上的数字像可以放大几十倍以上，显示细微的眼底改变

| 彩超 | 包括心脏彩超，颈动脉彩超，肝胆脾胰、双肾彩超，B超是利用超声波了解体内结构的一种观察仪器，原理很简单，就是发射超声波，超声波也是声音的一种，具有穿透力，遇到屏障会产生回声，然后利用电脑收集这些回声，转化为相应的图像，起到观察内部脏器的作用 |

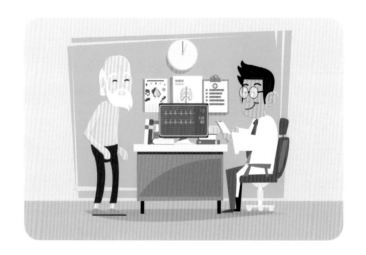

继发性高血压的相关检查

抽血　包括盐水负荷试验、醛固酮卧立位试验、卡托普利试验盐水负荷试验，是临床常用的原发性醛固酮增多症确诊方法。

彩超　包括肾动脉彩超和肾上腺彩超。

影像　如肾上腺 CT。

多导睡眠监测　是当今医学中的一项重要新技术，在世界睡眠研究界又被称为诊断睡眠障碍疾病的"金标准"，对于诊治阻塞性呼吸暂停低通气综合征，保障人们健康发挥着重要的作用。

相关介入检查

肾上腺静脉插管采血	诊断原发性醛固酮增多症。肾上腺静脉插管采血是通过患者胳膊或大腿上的静脉插管，将导管插入肾上腺静脉里面采血，测定两侧肾上腺静脉里面的激素水平，用来帮助判断激素过渡分泌是单侧来源还是双侧来源，还能判断是左侧还是右侧来源
肾动脉造影	肾动脉造影是通过大腿上的静脉插管，打显影剂，看肾动脉血管是否有狭窄、狭窄的程度

医患共定治疗方案

确定降压目标

　　高血压患者的主要治疗目标是最大限度地降低心血管并发症的发生与死亡的总体风险，需要治疗所有可逆性心血管危险因素、亚临床靶器官损害以及各种并存的临床疾病。

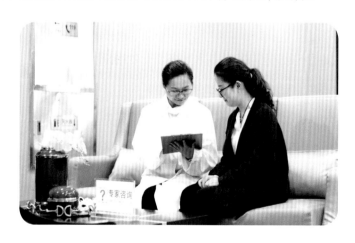

降压目标　一般高血压患者,应将血压(收缩压/舒张压)降至 140/90mmHg 以下;65 岁以上的老年人收缩压应控制在 150mmHg 以下,如能耐受还可进一步降低;伴有慢性肾脏疾病、糖尿病、病情稳定的冠心病或脑血管病的高血压治疗更宜个体化,一般可以将血压降至 130/80mmHg 以下。伴有严重肾脏疾病或糖尿病、处于急性期的冠心病或脑血管病,应按照相关指南进行血压管理。舒张压低于 60mmHg 的冠心病患者,应在密切监测血压的情况下逐渐实现降压目标。

不同人群的血压具体应控制在什么范围内呢?

一般情况见下表:

人群	降压目标
一般高血压	<140/90mmHg(部分稳定 130/80mmHg 左右)
老年 (65~79 岁)	<150/90mmHg,可耐受者则降至 140/90mmHg
80 岁以上	<150/90mmHg(SBP:140~150mmHg)
一般糖尿病	<130/80mmHg, 伴有老年和冠心病则 <140/90mmHg

慢性肾脏病	<140/90mmHg，伴有蛋白尿则降至 130/80mmHg
冠心病	<140/90mmHg
脑血管病	<140/90mmHg
妊娠高血压	<150/100mmHg
心力衰竭	一般 <140/90mmHg，射血保留则降至 130/80mmHg

综合治疗方案

高血压管理要点 1：早期达标

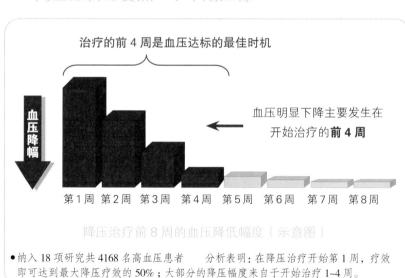

降压治疗前 8 周的血压降低幅度（示意图）

- 纳入 18 项研究共 4168 名高血压患者　分析表明：在降压治疗开始第 1 周，疗效即可达到最大降压疗效的 50%；大部分的降压幅度来自于开始治疗 1~4 周。

高血压管理要点 2：坚持服药

有些患者服药后血压降至正常，就认为高血压已治愈，而自行停药，这是非常危险的做法。

停药后，血压会再次升高，血压波动过大，对心、脑、肾等靶器官的损害更严重。

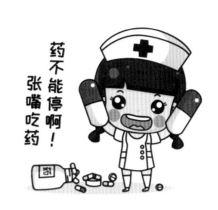

高血压管理要点 3：坚持随访

开始高血压治疗后，为评估治疗反应，必须坚持随访。

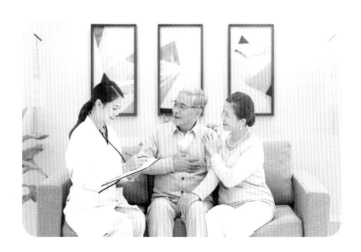

随访有助于患者：

了解自身病情

了解血压重要性和终身治疗的必要性

及时报告不良反应

理解并坚持生活方式干预

您看了医生以后，通常医生会给予一套综合的治疗方案。前面我们已经了解了高血压的可控和不可控危险因素，那么接下来我们要知晓的就是对于这些可控制的后天因素，我们应该怎么去阻断它，不要让它成为降压路上的绊脚石。对于可控制的后天因素，最简单有效的方法就是生活方式的干预，不需要通过药物治疗而达到降压的目的。还有一种就是吃药降压，也是目前多数高血压患者降压的方法。

非药物治疗（生活方式的干预）

非药物治疗也就是我们平时所讲的健康的生活方式或生活方式的干预。健康的生活方式，在任何时候，对高血压患者都是有效的治疗方法，可降低血压、控制其他危险因素，健康的生活方式包括：

减少钠盐、胆固醇的摄入：平衡膳食，减少食盐、胆固醇的摄入，一般每人每日食盐摄入量逐步降至 <6g，增加钾的摄入，含钾高的食物有香蕉、橘子、橙子等（含钾高的食物见附录一）

控制体重：使 BMI<24kg/m^2；男性腰围 <90cm，女性腰围 <85cm

不吸烟，彻底戒烟，避免被动吸烟

不饮或限制饮酒

适当体育锻炼：增加运动，强度适中，每周 4~7 次，每次持续 30~60 分钟

减轻精神压力，保持心理平衡：平时戒骄戒躁，保持情绪稳定，当工作或生活压力大时，学会给自己释放压力，可以找身边亲近的人倾诉、听听静音乐、阅读修身养性的书籍等

药物治疗

降压治疗药物应用的 4 大基本原则：

常规剂量　老年人及高龄老年人初始治疗时通常应采用

较小的有效治疗剂量，开始治疗时一般会采用常规的有效治疗剂量，并根据需要，慢慢增加剂量。通常降压药物是需要长期或终身服用的，用药时，不仅要考虑药物的疗效，也要考虑药物的安全性和个人的耐受性。

优先选择长效制剂　尽可能一天吃一次药，选用能持续24小时降压的长效药物，才能有效控制夜间血压与晨峰血压，更有效预防心脑血管并发症发生。如果使用中、短效药物，则需每天2~3次用药，才能够平稳地控制血压。

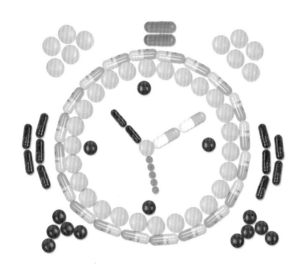

联合用药　在使用单一药物治疗疗效不满意时，可以采用两种或多种降压药物联合治疗，在增加降压效果的同时又不

增加不良反应。

个体化　根据个人的具体情况、耐受性及个人意愿，选择适合自己的降压药物。

定期门诊随访、根据情况动态调整治疗方案

正常高值或高血压 1 级，危险分层属低危、中危或仅服 1 种药物治疗者，每 1~3 个月随访 1 次

新发现的高危及较复杂病例随访的间隔应较短，高危患者血压未达标或临床有症状者，可考虑缩短随访时间，2~4 周随访 1 次

血压达标且稳定者，每月 1 次或者延长随访时间

小贴士：脑卒中患者的家庭急救

早期识别

- FAST 原则
- 五人图

FAST 评估法

F（Face，脸）

您(他)是否能够微笑？是否一侧面部无力或麻木？

A（Arm，手臂）

您（他）能顺利举起双臂吗？是否一臂无力或无法抬起？

S（Speech，语言）

您（他）能流利对答吗？是否说话困难或言语含糊不清？

T（Time，时间）

如果上述三项中有一项存在，请您立即拨打120急救电话。

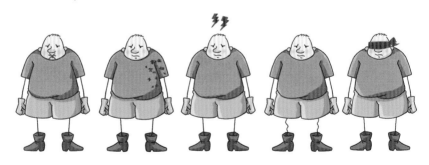

失语或口齿不清　半边麻木无力　无诱因突然头痛　步行失去平衡　视物不清

如果您自己或家人有以下症状，请立即联系120。

突发一侧肢体无力	反应迟钝
感觉沉重或者麻木	一侧面部麻木或口角歪斜
失去平衡	步行困难
吞咽困难	言语困难
意识障碍或者抽搐	既往少见的严重头痛呕吐

一旦发生脑卒中怎么办

入院前现场急救措施：

如果患者突然倒地、意识不清，家属须冷静并仔细观察病情，用被褥等工具搬动患者到容易抢救、通风良好的场所且避免太阳直射

保持呼吸道的通畅，始终保持头部身体的水平位置，解开衣领、领带、袜子、腰带，取下手表、眼镜、假牙等物品。当出现呕吐时，则需要头偏一侧，防止呕吐窒息

立即拨打 120 急救电话，详细说明情况。详细说明自己或家人的年龄、性别、所在的地址及附近标志性建筑物，准备好住院治疗所需证件及物品

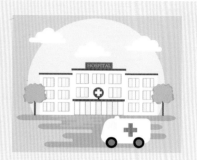

救护人员到场后，向医护人员详细说明自己或家人的病情情况，争分夺秒，争取宝贵的急救时间，切忌舍近求远到自认为最好的医院

高血压急症患者的家庭急救

怀疑高血压急症

　　如患者出现剧烈头痛，伴恶心呕吐，视力障碍和精神及神经方面异常改变，怀疑为高血压急症，应立即呼叫救护车，转送上级医院急治。有条件的单位可做简单的急救后转诊。

　　高血压尽管是慢性病，但也会遇到紧急情况。发生危急情况时，首先拨打医疗急救电话 120，到医院看急诊。到医院前

可以用已经掌握的急救方法自我救助。因此，高血压患者应当掌握紧急情况下的一些简单、必要的自救方法。

高血压急症是指，高血压患者血压在短时间内（数小时或数天）显著的急骤升高，同时伴有心、脑、肾、视网膜等重要的靶器官功能损害的一种严重危及生命的临床综合征，可见于高血压病和某些继发性高血压，其发生率占高血压患者的 5% 左右。高血压急症常引起靶器官的严重功能障碍，甚至衰竭。

高血压患者常因许多比较明显的诱因而突然出现高血压急症，且多半在家中发生，这时候该如何急救呢？如果家庭成员中有中老年高血压患者，一般应配备听诊器、血压表、常用降压药和硝酸甘油制剂等心血管病急救用品，有条件的还可添置氧气袋以备急救之需。一旦发病，应及时采取正确的急救措施，这可为抢救患者的生命赢得宝贵的时间。下面简单介绍由高血压引发的几种急症及其家庭急救措施。

高血压危象

因血压骤然升高而出现剧烈头痛，伴有恶心、呕吐、胸闷、视力障碍、意识模糊等神经症状。

急救措施：此刻患者应卧床休息，并立即采取降压措施，选用复方降压片等，还可加服利尿剂，尽量将血压降到一定水平。对意识模糊的患者要给予吸氧，症状仍未缓解时，需及时护送患者到附近医院急诊治疗，同时进一步查清高血压危象的原因和诱因，防止复发。

心绞痛

高血压患者如果有明显的冠状动脉粥样硬化，可能发生心绞痛，发病多因情绪波动、劳累或过度饱餐，症状为胸前区阵发性疼痛、胸闷，可放射于颈部、左上肢，重者有面色苍白、出冷汗等症状。

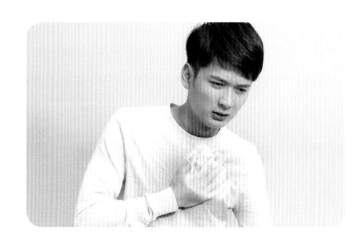

急救措施：这时家人要马上让其安静休息，并在舌下含硝酸甘油 1 片，同时给予氧吸入，症状可逐步缓解，若尚不能缓解，需立即备车迅速送医院急救，以防耽误病情。

急性心肌梗死

该症状起病急，常发生剧烈的心绞痛、面色苍白、出冷汗、烦躁不安、乏力甚至昏厥，症状和后果比心绞痛严重得多，患者有一种未曾经历的濒死样恐惧。如果患者突然心悸气短，呈端坐呼吸状态，口唇发绀，伴咯粉红色泡沫样痰等症状，应考虑并发急性左心衰竭。

急救措施：此时家人必须让患者绝对卧床休息，饮食和大小便都不要起床，避免加重心脏的负担，可先服安定、止痛、强心、止喘药等，同时呼叫救护车急救，切忌乘公共汽车或扶患者步行去医院，以防心肌梗死的范围扩大，甚至发生心跳骤停，危及生命。急性心肌梗死经常会发生心跳骤停的险情，家人应掌握家庭常用的心跳复苏救治方法来赢得时间，以等待医生赶来救治。

发病前夕血压常骤然升高，有明显的诱因。患者可能先有短暂的头晕、头痛、恶心、麻木、乏力等症状，也可突然发生剧烈头痛、呕吐、神志昏迷、口眼歪斜、单侧肢体瘫痪等危重症状。

急救措施：有人统计，脑出血发生后，家人救治十分重要。此时要让患者完全卧床，头部稍垫高，随后仰侧卧，以便呕吐物及时排出，避免窒息，可以给予吸氧，要尽快用担架将患者抬到医院急救，并避免震动，特别要求少搬动患者，因早期搬动可加重患者出血，需引起家人的注意。

高血压急症要尽早治疗、个体化治疗、整体治疗、长期治疗，以便恢复功能、重返社会。救治高血压急症，最好是未雨绸缪，以预防为主，千万不要"平时不烧香，急时抱佛脚"。

微信扫码，立领
健康数据标准　名师讲解课程
日常实践方法　分享所学笔记

高血压患者在家中可能出现的血压升高情况及家庭急救知识

情绪激动致血压骤然升高怎么办？

高血压患者在情绪激动时，应及时自我监测血压，一旦血压骤升，应立即口服短效降压药，以防意外事件发生。每个高血压患者在血压骤升时的自我感觉不同，有的人毫无感觉或仅轻度心慌、头晕、头痛等，但自测血压高达 180~200/90~120mmHg；而有的人平时血压并不是很高，处在 130~150/80~90mmHg 的水平，但当血压突然升高到 180/120mmHg 时，就会出现天旋地转、恶心、呕吐、耳鸣、四肢冰冷等症状。这两种患者都必须先口服降压药，再去医院看急诊，避免路途颠簸而发生脑血管意外。

饱餐后突然心慌、憋气、胸部闷痛怎么办？

高血压患者饱餐后或急行走时，若突然感到心慌、憋气、胸部闷痛，应立即测血压。若高达180/100mmHg以上，应考虑冠状动脉供血不足。因为饱餐后胃肠道血流量增加，餐后运动又使四肢血流量增加，使得冠状动脉血供不足，而高血压患者多存在冠状动脉硬化，因而更容易引起心绞痛。心绞痛时患者处于紧张、烦躁的应激状态，血压因此也会上升，尤其在寒冷天气时，血管在硬化的基础上又收缩，更加重了心肌缺血。这时，应立即舌下含服硝酸甘油1片，一般1分钟左右起效，也可含服硝酸异山梨酯（消心痛）1片，一般5~10分钟起效。由于过高的血压也会引起反射性血管收缩，所以还应该使用既能治疗心绞痛又能降血压的药物。需要注意的是，如果在连含2片硝酸甘油后，胸闷仍然没有缓解，患者应到医院急诊，接受心电图检查，以便排除心肌梗死、心律失常等疾病，同时接受监护及进一步治疗。

半夜突然憋醒，不能平卧怎么办？

高血压患者在高血压病程不十分长或血压轻、中度升高的早期，心脏受累情况不严重；随着病情的进展，患者可伴左心房变大。在临床表现上，初期患者可以毫无症状，但随着血压持续升高，年龄增加，患者就会出现上楼气短，夜间阵发性胸闷、气急，不能平卧而必须坐起；再进一步发展可致心肌收缩乏力、心脏变大，稍稍活动即感呼吸困难，甚至日间也不能平卧，全身水肿等情况。当高血压患者半夜突然憋醒、不能平卧而必须坐起片刻时，表明患者的心脏已经受累严重。此时，应立即舌下含服硝酸甘油或口服硝酸异山梨酯（消心痛），并测量血压。同时口服可以减轻心脏负荷的卡托普利或卡维地洛。心率增快时，还可以选择 β 受体阻滞剂，以减少心肌耗氧量，保护心脏。需要注意的是，如果患者的这种憋气在夜间经常发生，应该到医院做超声心动图检查，以了解心脏情况。

突然出现言语欠佳、活动障碍怎么办？

高血压患者突然出现头晕、半身麻木、活动不灵或言语欠佳时，应特别当心急性卒中的可能。此时，家属应立即给患者测血压，若血压大于 220/120mmHg，并开始出现神志障碍，应立即口服一种短效降压药。待血压下降到 160~180/90~110mmHg 左右，可以到医院急诊做 CT 检查，以鉴别是否有脑出血。有时，医生也建议患者做脑磁共振检查，因为脑磁共振在发病 6 小时后就可发现病变损伤，比CT 更敏感，而 CT 检查在最初一天内常不能诊断缺血性脑梗死。

需要注意的是，若在家自测血压比平时偏高，如血压在 160~200/100~120mmHg，先别忙着服降压药，以免将血压降得太低，扩大脑梗死的面积，或使脑出血周围发生缺血。

 夜间起夜突然跌倒怎么办？

老年高血压患者夜间起床突然跌倒，应立即取平卧位并测血压，若血压较高，则平卧20~30 分钟后再由平卧位到直立位，5 分钟后再测血压。注意：测血压时手臂位置袖带必须与心脏同一水平。若卧位与立位血压相差大于 20/10mmHg，可能是该患者因为老年调节功能较差引起的直立性低血压，起床时需慢慢坐起再站立。若卧、立位相差大于40~50/10~20mmHg，则应上医院检查原因。如服用复方制剂罗布麻片等，或者神经系统有病变时，也会出现明显卧、立位血压差异。

总之，高血压患者在遇到上述紧急情况时，可依据具体情况做出处理，必要时拨打 120急救电话，及时就医，以免发生脑血管意外。

PART 3

你所不知道的另类高血压

带你找出可以治愈的高血压

通过第一章我们已经知道，高血压分为原发性高血压和继发性高血压，大多数患者为原发性高血压。据统计，原发性高血压大约占95%，而继发性高血压占所有高血压的5%~10%。虽然它在高血压中所占的比例不高，但是绝对人数仍然是相当多的。对于继发性高血压，若是忽略原有疾病的治疗，单纯采用降压措施，只能是治标不治本。继发性高血压患者常因病因被忽略而延误了及时的诊断和治疗，因而发生心血管病、脑卒中、肾功能不全的危险性会更高。

那么，"继发性高血压"是咋回事呢

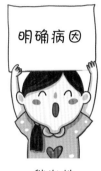

继发性　　　　　　　　　　原发性

二者可以通过检查来辨别

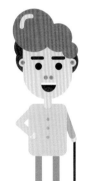

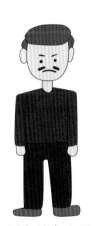

继发性高血压　　　　　　　原发性高血压
病因治愈后就能治愈　　　　可控制，不能完全治愈

　　有些人血压可能很高，但病因却是由体内某一器官病变或某些系统功能失调而引发的，高血压仅是某种疾病的特殊症状，

医学上将这种类型的高血压称为"继发性高血压"或称作"症状性高血压"。

那么，什么情况下会出现"继发性高血压"呢？

所谓的继发性高血压是指由某些确定的疾病或病因引起的血压升高。常见的病因有肾脏疾病、内分泌疾病、血管病变、颅脑病变、其他如睡眠呼吸暂停综合征、红细胞增多症及药物引起等。

如果你的血压监测遇到以下情况，则要全面进行筛查：

中重度高血压的年轻患者

两侧上肢脉搏搏动不对称减弱或缺失，或者血压有明显差别

近期有明显怕热、多汗、消瘦、烦躁易怒，以及血尿、蛋白尿

降压药联合降压效果不理想，或者治疗过程中血压曾经控制良好，但近期内又明显升高

急进性高血压和恶性高血压

继发性高血压主要包括以下几大类

肾性

肾实质性高血压　病因为原发或继发性肾脏实质病变，是最常见的继发性高血压之一，其血压升高常为难治性，是青少年患高血压急症的主要病因。常见的肾脏实质性疾病包括急、慢性肾小球肾炎，多囊肾，慢性肾小管—间质病变（慢性肾盂肾炎、梗阻性肾病），代谢性疾病肾损害（痛风性肾病、糖尿病肾病），系统性或结缔组织疾病肾损害（狼疮性肾炎、硬皮病），肾脏肿瘤（肾素瘤）等。

血管性高血压—肾动脉狭窄　肾或分支狭窄，导致患肾缺血，肾素血管紧张素系统活性明显增高，引起高血压及患者肾功能减退。

内分泌性

原发性醛固酮增多症（原醛症）　原醛症是由于肾上腺自主分泌过多醛固酮，而导致水钠潴留、高血压、低血钾和血浆肾素活性受抑制的临床综合征，常见原因是肾上腺腺瘤、单侧或双侧肾上腺增生，少见原因为腺癌和糖皮质激素可调节性醛固酮增多症。

嗜铬细胞瘤　可起源于肾上腺髓质、交感神经节或其他部位的嗜铬组织，由于过度分泌儿茶酚胺，引起持续性或阵发性高血压和多个器官功能及代谢紊乱。

库欣综合征　即皮质醇增多症，其主要病因分为 ACTH 依赖性或非依赖性库欣综合征两大类：前者包括垂体 ACTH 瘤或 ACTH 细胞增生（即库欣病）、分泌 ACTH 的垂体外肿瘤（即异位 ACTH 综合征）；后者包括自主分泌皮质醇的肾上腺腺瘤、腺癌或大结节样增生。

肢端肥大症　是由于垂体肿瘤引起前叶分泌过多生长激素导致水钠潴留，引起血压升高。

其他

主动脉缩窄　系少见病，包括先天性主动脉缩窄及获得性主动脉狭窄。为了使缩窄以下部位有较多的血液供应，缩窄近端的血压代偿性升高，血容量也增加。主动脉缩窄时可以引起肾脏的血流量不足，导致肾脏缺血，并分泌多种升压物质，其中最重要的是肾小球旁细胞，分泌大量肾素，通过肾素、血管紧张素、醛固酮系统产生大量的血管紧张素 II 以及醛固酮，从而使全身小动脉收缩，水钠潴留，血容量增加从而形成高血压，反过来高血压可以引起肾小动脉病变加重，肾脏缺血。

阻塞性睡眠呼吸暂停低通气综合征　是指由于睡眠期间咽部肌肉塌陷堵塞气道，反复出现呼吸暂停或口鼻气流量明显降低，是顽固性高血压的重要原因之一。

真性红细胞增多症　是由于原因不明的以红细胞异常增殖为主的骨髓增殖性疾病。

药物性高血压　是常规剂量的药物本身或该药物与其他药物之间发生相互作用而引起血压升高，当血压 >140/90mmHg 时，即考虑药物性高血压。

单基因遗传性疾病　如糖皮质激素可治性醛固酮增多症、Liddle 综合征、Gordon 综合征、多发性内分泌肿瘤等。

那么"继发高血压"该如何治疗呢

有效去除和控制病因后，继发性高血压可被治愈或明显缓解，那么接下来我们来了解下继发性高血压该如何治疗。

原则上主要是针对病因治疗。

肾实质性高血压

肾实质性高血压应低盐饮食（每日 <6g）。大量蛋白尿及肾功能不全者，宜选择摄入高生物价蛋白，并限制在 0.3~0.6g/kg/d。在针对原发病进行有效治疗的同时，积极控制血压在 <130/80mmHg，有蛋白尿的患者应首选 ACEI 或 ARB 作为降压药物。长效钙通道阻滞剂、利尿剂、β 受体阻滞剂、α 受体阻滞剂均可作为联合治疗的药物。如肾小球滤过率 <30mL / 分钟或有大量蛋白尿时，噻嗪类利尿剂无效，应选用袢利尿剂治疗。

肾动脉狭窄和主动脉缩窄

可采取狭窄部位球囊扩张、支架置放改善狭窄部位的血压动力学异常以达到降低血压的目的。

内分泌性高血压

嗜铬细胞瘤为肾上腺的肿瘤，多为良性，外科手术切除肿瘤是最有效的治疗方法，但手术有一定的危险性，术前需做好充分的准备。

对于原发性醛固酮增多症，螺内酯可用于控制原发性醛固酮增多症的高血压、低血钾，改善临床症状，之后通过微创介入手术对有分泌功能的肾上腺进行选择性的栓塞，使其减少醛固酮的分泌，达到控制血压的目的。

阻塞性睡眠呼吸暂停低通气综合征

减轻体重和生活模式改良对 OSAHS 很重要，口腔矫治器对轻、中度 OSAHS 有效；而中、重度 OSAHS 往往需用使用睡眠呼吸机；注意选择合适的降压药物；对有鼻、咽、腭、颌解剖异常的患者可考虑相应的外科手术治疗。

真性红细胞增多症

降压药物可选用转换酶抑制剂（ACEI），该药物有降低促红细胞酶活性从而使 Hb 下降的功能。其他可选择用钙拮抗剂（如中枢 α_2 兴奋剂），或者服造血抑制剂（如羟基脲、环磷酰胺等），有效率达 80%~85%，必要时配合静脉放血。

药源性高血压

一旦确诊高血压与用药有关，应该停用这类药物，换用其他药物或者采取降压药物治疗。

分辨"白大衣"高血压

什么是"白大衣"高血压

"白大衣"高血压是什么，需要治疗吗？在前面，我们已经讲过高血压的确诊并不是单次血压测量就可以确定的，但是有很多人，即使到医院测量过多次血压，依然不能够简单地认定为高血压，只能将他们当作极易患高血压的人群来对待。"白大衣"高血压就属于此种情况。所谓"白大衣"高血压就是指有些人只要一进医院，看到医生或是病房就会变得紧张和忐忑不安，在这样的情况下，如果测量血压，他们的血压值就会偏高。医生和护士大多是身着白大褂，因此也将这种由医务人员导致的血压反射性升高叫作"白大衣"高血压。如果能给这部分血

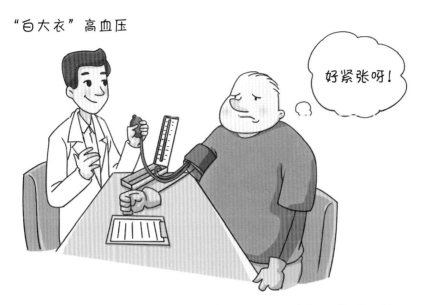

"白大衣"高血压

好紧张呀！

实际血压比诊室测量低一些

压升高的人一段时间让他们平复心情和情绪，他们中大部分人的血压都会恢复正常水平。因此，在确诊高血压时，除了在医院进行的测量以外，医生通常也会要求了解家中自测血压值的状况以作参考。之所以这样做，也是为了不让"白大衣"高血压被误诊为高血压，同时也不漏诊任何一个可能的高血压患者。

那么，为什么会发生"白大衣"高血压这种症状呢？事实上，有些人虽然知道医生很友好，但是在见到穿白大褂的医生后，还是会出现精神紧张，血液中出现过多的儿茶酚胺时使心跳加快，同时也能够使外周血管收缩阻力增加，产生所谓的"白大衣"效应，从而引起血压升高。其实，这与医院的环境及个人有关。一般来说，医院对于患者来说是一个相对陌生的环境，尤其是当今国内的一些大型医院，患者多、杂乱，经过一通排队、挂号、等待、就诊的程序下来之后，心里难免烦躁，这时候要是量血压，难免会上升。虽然"白大衣"高血压并不就是高血压，但是"白大衣"高血压也应该进行综合的治疗，比如：限盐、减肥、适当运动、工作注意劳逸结合以及心理调节等。"白大衣"高血压是患者对某些外来刺激适应力弱、反应强烈的表现。有"白大衣"高血压症状的人往往交感神经比较亢奋，这极易成为引发心脑血管病变的诱因。因此，也有人把"白大衣"高血压看作是早期高血压的症状，建议进行适当的治疗。

如何诊断和治疗"白大衣"高血压

在未服药状态下，在医生诊室测量时血压升高，而 24 小时动态血压监测时血压正常即可诊断，即诊室收缩压 >140mmHg 和（或）舒张压 >90mmHg，并且白昼动态血压收缩压 <135mmHg

和（或）舒张压 <85mmHg。

对于"白大衣"高血压、单纯性诊室高血压是否需要治疗，应根据总的危险性状况和是否存在靶器官损害来定。如果没有靶器官的损害，可以不予治疗，但必须密切随访 3~6 月。

非药物治疗的方式，应注意生活方式的调整和心理调节；还可行应激处理，包括：生物反馈、瑜伽、松弛训练等，这些应激处理可能通过降低儿茶酚胺和肾素 – 血管紧张素 – 醛固酮的活性而减少心血管危险性。

"缉拿"隐匿性高血压

什么是隐匿性高血压

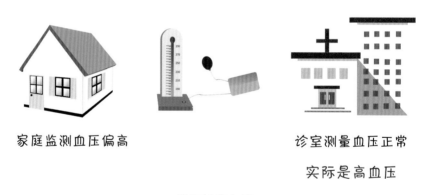

家庭监测血压偏高　　　　　　　　　　诊室测量血压正常

实际是高血压

隐匿性高血压

　　与"白大衣"高血压相对的一种症状是"逆白大衣"高血压，也叫隐匿性高血压，是血压异常变化的一种特殊类型。它是指在医院检查时血压值正常，但是回到家却会出现血压升高的现象。出现这种状况，主要表现为诊室血压 <140/90mmHg，动态血压监测或家庭自测血压提示白昼平均血压 ≥ 135/85mmHg。目前，人们测量血压的主要方式是诊室内随机测量，隐匿性高血压很容易漏诊，得不到足够重视及治疗。因此，在测量、评估血压变化及诊断高血压病时，要警惕隐匿性高血压这种特殊类型高血压的存在。

病因和危害

病因

基本上有以下几方面原因：首先，人的血压是波动的，因此在不同时间测量会得到不同的结果。一般清晨和夜晚都会比较高，而在医院测量时碰巧是血压值低的时间段；其次，也有人在医院内等待检查时可以静下心来，并且到医院就产生了安全感，以至于血压下降；再次，就是患者使用了降压药物治疗，在医院测量血压的时候正好是药效显著的阶段，因此血压值较低，但是当回家后，血压就会回复到一个较高的值了。所以，有时候在医院测量的血压值也会出现我们所说的"不准"的状况。像此类状况，就需要 24 小时动态监测血压。24 小时动态血压监测仪，可以在 24 小时保持缠绕压迫带的状态下，每隔 30 分钟（夜间每隔 1 小时）自动测量并记录血压。这样测量的血压叫作"动态血压"，可以把握一天中血压的变化和节奏。这种测量方法不仅可以判断"白大衣"高血压和隐匿性高血压，还可以记录睡眠中和工作中的血压值。

所以，一般认为隐匿性高血压的发病与生活习惯、交感神经兴奋、工作应激程度等有关。什么样的人容易患隐匿性高血压呢？有研究表明，高血压家族史阳性、体重指数（BMI）较高的人更容易患病。

隐匿性高血压"偏爱"两类人：第一类是独居老人，尤其是新近独居的老人，到医院就诊时，可能更有安全感，此时测量血压可能并不高，但在家独居时，精神压力大，过度紧张或兴奋就会导致血压异常升高。第二类是处于青春期的青少年，由于学业的压力，其生理变化、精神紧张、睡眠障碍等因素也可能导致血压的升高。

危害不容小觑

隐匿性高血压无明显不适症状，因此很多人不认为自己需要干预和治疗，导致不能及时诊治。而隐匿性高血压带来的心、脑、肾等靶器官损害慢慢积累，造成动脉硬化、左心室肥大、脑卒中、肾损伤等。一部分隐匿性高血压会发展为高血压病，且二者间具有相似的靶器官受损情况、危险因素、家族遗传间的关系，故在一定程度上可以将其视为高血压的前期阶段。

众所周知，有个青蛙效应，是指把一只青蛙扔进开水里，它因感受到巨大的痛苦便会用力一蹬，跃出水面，从而获得生存的机会；当把一只青蛙放在一盆温水里并逐渐加热时，由于青蛙已慢慢适应了那惬意的水温，所以当温度已升高到一定程度时，青蛙便再也没有力量跃出水面了，于是，青蛙便在舒适之中被烫死了。有人把隐匿性高血压比喻为温水煮青蛙。因为发病隐匿，患者无明显不适症状，往往被忽视，但同样会危害健康，引起心、脑、肾等靶器官损害。而且，在发展为持续性高血压的缓慢过程中，患者逐渐适应，常常没有高血压的症状出现，伤人于无形。而脑卒中的发生和致死与持续性高血压紧密相关。隐匿性高血压患者的心血管疾病的发生危险性比正常者或血压控制良好的患者高 1.5~3.0 倍，危险性与持续性高血压差不多。

干预和治疗

如果已经确诊为隐匿性高血压，可以在医生的指导下从生活方式、药物治疗等方面进行干预。调整生活方式对隐性高血压非常重要。

生活方式

● 提高大众的健康意识，定期体检，规范测量血压，鼓励高度怀疑有隐匿性高血压者做动态血压监测。

● 同时应注意改变不良生活习惯、要注意作息规律，保持充足睡眠，且要保持心情舒畅，更要注意保暖，注意多吃蔬菜和水果，忌吃高脂肪、高糖及过咸食品。严格戒烟，限制饮酒。

● 治疗上，主要是针对不同病因病情选用不同药物，如夜间血压升高多与其他疾病有关，应及时加强有关原发病的治疗；如晨间血压升高，可能与睡前饮酒、吸烟、观看激烈节目或书籍、服用短效降血压药物以及失眠、熬夜等因素有关，应力求避免，以保证疗效。劳逸结合，适当运动，增强体质，推荐户外散步等简单运动。

● 老年人在睡前、起床后喝杯白开水，也有利于降低血液黏稠度和保持大便通畅，进而减少更易在晨间出现的脑血管事件。

药物治疗

已经有靶器官损害者应按原发性高血压处理原则，立即给予积极合理的个体化降压药物治疗。建议：

如果诊室血压升高，应该立即进行靶器官损害评估，如果存在靶器官损害，立即进行降压治疗

如果无靶器官损害，进行家庭自测血压，如结果 >135/85mmHg，也应该立即治疗，如 <135/85mmHg，应该继续监测

如果在上述二者之间，进行 24 小时动态血压监测，监测结果 >130/80mmHg，立即治疗

结果 <130/80mmHg，继续监测

防控"H型"高血压

什么是"H型"高血压

"H型"高血压是指伴有血同型半胱氨酸（Hcy）水平升高（≥10μmol/L）的高血压。Hcy是人体内蛋白质在代谢过程中生成的一种物质。正常情况下，它在人体内能够代谢，但是，如果代谢过程中关键酶缺陷或代谢辅助因子如叶酸、维生素B_{12}等缺乏，将导致Hcy不能正常代谢，并在人体内堆积。

"H型"高血压的危害

"H型"高血压即是高血压合并高同型半胱氨酸血症，Hcy对血管内皮细胞可产生毒性作用，引起血管内皮功能紊乱或危害，尤其合并高血压时更易受损，二者可协同增加心脑血管事件的风险，产生 1+1>2 的效应，破坏血管壁弹力层和胶原纤维、脂质过氧化，并增高血中血小板的黏附性，因此高血压患者伴高同型半胱氨酸血症时会产生如下危害：

增加血小板的凝聚性，血小板凝聚力愈强，血液愈容易凝结在血管壁，也就愈容易在脑血管内形成梗死

血管内皮细胞容易损伤、干扰血管平滑肌的正常功能，促进平滑肌老化、组织纤维化及变硬，导致动脉粥样硬化，当血管内皮细胞损伤到一定程度，就会出血，最终形成血栓堵塞血管。可见"H型"高血压患者易发生脑卒中

"H型"高血压患者心血管事件发生率较单纯存在高血压的患者高出 5~8 倍，较正常人高出 12~25 倍，血浆 Hcy 每升高 5umol/L，脑卒中风险增加 59%。

引起 Hcy 升高的原因主要有：

维生素 B_6、维生素 B_{12} 与叶酸摄入不足，尤以叶酸摄入不足导致的同型半胱氨酸生物合成代谢中蛋氨酸循环障碍密切相关

与遗传基因有关

富含蛋氨酸蛋白饮食摄入过多

慢性肾功能不全致甲硫氨酸排泄障碍

甲状腺功能减退

如何防治"H型"高血压

生活方式干预

生活方式干预包括适当控制富含蛋氨酸蛋白饮食，补充富含叶酸、维生素 B_{12} 的食物，例如：猕猴桃、菠菜、黄豆等。

正确的药物治疗

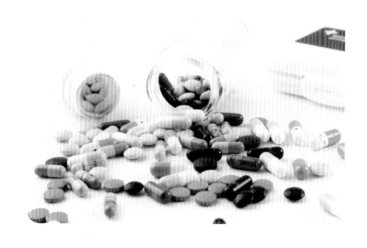

服用叶酸日剂量 0.8mg 可以达到降低 Hcy 的最佳效应，马来酸依那普利叶酸片以经典 ACEI 依那普利与 0.8mg 叶酸为基础组方，经临床验证，依那普利叶酸片用于轻或中度原发性高血压患者降压、降低 Hcy 安全有效。依那普利叶酸片是"H 型"高血压患者的最佳选择和基础用药。

那么对于"H 型"高血压，你可能有几个问题需要问医生

 改变饮食可以降低同型半胱氨酸吗？

Hcy 是人体必需氨基酸——蛋氨酸代谢中不断产生的中间产物；Hcy 升高可能因为环境因素（不良的饮食结构及习惯）或者基因因素（MTHFR 限速酶活性下降使 Hcy 代谢异常），因此改变饮食减少富含蛋氨酸食物的摄入，多食新鲜的蔬菜水果有益降 Hcy。但是叶酸是一种 B 族维生素，人体自身不能合成，必须每天从食物、饮料、药物等外源性物质中获得来维持机体代谢的需要。含叶酸的食物很多，但由于天然的叶酸极不稳定，易受阳光、加热的影响而发生氧化，所以人体真

正能从食物中获得的叶酸并不多。专家观点：控制 Hcy 水平，行为改变要先行，药物治疗是关键。

是否所有的叶酸都可以来降低同型半胱氨酸（Hcy）

上市的叶酸有 0.4mg、5mg 两种规格，0.4mg 小剂量叶酸片，在 2000 版药典用法用量中明确为"预防用药"，主要用作预防神经血管畸形的初发和再发，而且能够起到预防孕妇贫血、重度妊娠反应、自然流产和促进胎儿中枢神经系统正常发育，预防胎儿宫内发育迟缓等作用。5mg 为"治疗用药"，主要用作维生素 B_{12} 缺乏引起的巨幼红细胞性贫血。

马来酸依那普利叶酸片 10mg/0.8mg 是目前唯一获得国家药监局批准的用于治疗伴有血同型半胱氨酸升高的高血压的药物。

高血压用药 "六大金刚"

　　高血压的发病机制尚未完全阐明，但我们知道血压的形成与心脏的收缩和排血量、动脉管壁的弹性与血液的黏稠性、全身各部细小动脉的阻力、肾素 – 血管紧张素 – 醛固酮系统、内分泌系统等有关。所以，抗高血压药主要是通过控制上述因素而起作用的。目前用于降压的药物主要有利尿药、β受体阻滞药、血管紧张素转换酶抑制剂、血管紧张素 II 受体阻滞剂、钙拮抗药和 α 受体阻滞药六大类。每种药物自身的药理作用、药物代谢动力学、药效及其不良反应都各不相同，高血压人在选用的时候，应该扬长避短，在专科医生的指导下，根据不同的病情，选择剂量最低、益处最大、最适合的药物。

常用的降压药有哪些?

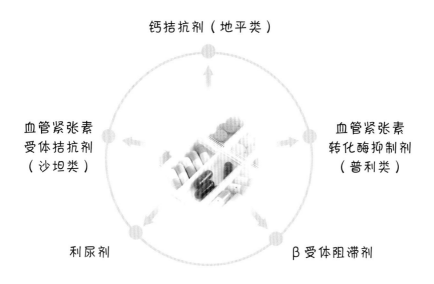

钙拮抗剂（地平类）

血管紧张素
受体拮抗剂
（沙坦类）

血管紧张素
转化酶抑制剂
（普利类）

利尿剂

β受体阻滞剂

● 在大类降压药物均可作为初始治疗用药，建议根据患者人群的类型，合并症选择针对性的药物，进行个体化治疗。

利尿剂　有噻嗪类、袢利尿剂和保钾利尿剂。各种利尿剂的降压疗效相仿，降压作用主要通过排钠，减少细胞外容量，降低外周血管阻力。降压起效平缓，持续时间相对较长，作用持久，服药 2~3 周后作用达到高峰。适用于轻、中度高血压，在盐敏感性高血压，合并肥胖或糖尿病、更年期女性和老年人高血压有较强降压效果。利尿剂的主要不利作用是低血钾症和影响血脂、血糖、血尿酸代谢，往往发生在大剂量时，因此现在推荐使用小剂量，不良反应主要是乏力、尿量增多。痛风患者禁用，肾功能不全者禁用。

β受体阻滞剂　常用的有美托洛尔、阿替洛尔、比索洛尔、卡维洛尔、拉贝洛尔。降压作用可能通过抑制中枢和周围的肾素－血管紧张素－醛固酮系统，降压起效较迅速、强力，适用于各种不同严重程度高血压，尤其是心律较快的中、青年患者或合并心绞痛患者，对老年人高血压疗效相对较差。β阻滞剂治疗的主要副作用是心动过缓和一些影响生活质量的不良反应，较高剂量β受体阻滞剂治疗时突然停药可导致撤药综合征。虽然糖尿病不是使用$β_1$阻滞剂的禁忌证，但它增加胰岛素抵抗，还可能掩盖和延长降糖治疗过程中的低血糖证，使用时要注意。不良反应主要有心动过缓、乏力、四肢发冷。β受体阻滞剂对心肌收缩力、方式传导及窦性心律均有抑制作用，并可增加气道阻力。急性心力衰竭、支气管哮喘、病态窦房结综合征、房室传导阻滞和外周血管病患者禁用。

钙通道阻滞剂　又称钙拮抗剂，主要有硝苯地平、维拉帕米和地尔硫卓，根据药物作用持续时间，钙通道阻滞剂又可分为短效和长效。除心力衰竭外，钙拮抗剂较少有禁忌证。相对于其他降压药的优势是老年患者有较好的降压疗效；高钠摄入不影响降压疗效；对酗酒的患者也有显著的降压作用；可用于合并糖尿病、冠心病或外周血管病患者；长期治疗还有抗动脉粥样硬化作用。主要缺点是，开始治疗阶段有反射性交感活性增强，引起心率增快、面部潮红、头痛、下肢水肿，不宜在心力衰竭、窦房结功能低下或心脏传导阻滞者患者中应用。

血管紧张素转换酶抑制剂　常用的有卡托普利、依那普利、贝那普利、西拉普利。降压起效缓慢、逐渐增强。血管紧张素转化酶抑制剂具有改善胰岛素抵抗和减少尿蛋白作用，在肥胖、糖尿病和心脏、肾脏靶器官受损的高血压患者具有相对较好的疗效，特别适用于伴有心力衰竭、心肌梗死后、糖耐量减退或糖尿病肾病的高血压患者。不良反应是刺激性干咳和血管性水肿。高钾血症、妊娠妇女和双侧肾动脉狭窄患者禁用。

血管紧张素Ⅱ受体抑制剂　常用的有氯沙坦，降压作用起效缓慢，但持久而稳定。最大的特点是直接与药物有关的不良反应少，不引起刺激性干咳，持续治疗的依从性高。虽然在治疗对象和禁忌证与血管紧张素转换酶抑制剂相同，但血管紧张素Ⅱ受体阻滞剂有自身治疗特点，与血管紧张素转换酶抑制剂并列为目前推荐的常用五大类降压药中的一类。

α受体阻滞药　主要通过阻断突触后膜 Q_1 受体，使小动脉扩张、外周阻力下降而降低血压的，包括哌唑嗪、特拉唑嗪、多沙唑嗪等。副作用：降压作用比较强，但血压下降后反射性引起心率增快，个别人因此诱发心绞痛。最大的副作用是体位性低血压（卧位或蹲位突然站立等体位改变时出现低血压甚至虚脱）。

微信扫码，立领
☆健康数据标准　☆名师讲解课程
☆日常实践方法　☆分享所学笔记

常用降压药剂型

　　抗高血压药物治疗主要是口服药物,药物的剂型有短效制剂、长效制剂、控释制剂和缓释制剂,短效药物的半衰期短,使血压值波动较大,容易造成心、脑、肾等靶器官的损害,为了达到有效、平稳、长期控制血压,陆续研发出长效、控释及缓释制剂。

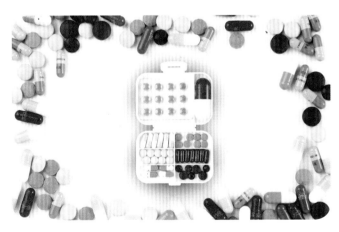

缓释制剂　指用药后能在长时间内持续放药以达到长效作

用的制剂，其药物释放主要是一级速率过程。缓释制剂的优点：服用方便，通常只用每日给药 1~2 次；作用徐缓，避免了因血药浓度起伏过大而出现有效血药浓度的忽高忽低；不良反应少。

控释制剂　指药物能在预定的时间内自动以预定的速度释放，使血药浓度长时间恒定维持在有效浓度范围之内的制剂，其药物释放主要是在预定的时间内以零级或接近零级速率释放。大多数的缓释片和控释片不可以掰开、咀嚼或压碎（倍他乐克缓释片除外，是可以掰开的缓释片）。

如何选择降压药

分类	优先选用药物
>65 岁的老年人高血压、单纯收缩期高血压	利尿剂、长效二氢吡啶类钙拮抗剂
高血压合并心力衰竭	血管紧张素转换酶抑制剂、血管紧张素 II 受体阻滞剂、利尿剂、β 受体阻滞剂
高血压合并糖尿病	血管紧张素转换酶抑制剂或血管紧张素 II 受体阻滞剂，常需加二氢吡啶类钙拮抗剂或小剂量噻嗪类利尿剂或小剂量 β 受体阻滞剂

高血压合并慢性肾脏病	血管紧张素转换酶抑制剂或血管紧张素Ⅱ受体阻滞剂，必要时加袢利尿剂或长效钙拮抗剂
高血压合并冠心病	长效二氢吡啶类钙拮抗剂、β受体阻滞剂、血管紧张素转换酶抑制剂、血管紧张素Ⅱ受体阻滞剂
高血压合并心肌梗死后	血管紧张素转换酶抑制剂或血管紧张素Ⅱ受体阻滞剂、β爱体阻滞剂、螺内酯
高血压合并周围血管病	钙拮抗剂
高血压合并房颤	血管紧张素转换酶抑制剂、血管紧张素Ⅱ受体阻滞剂、非二氢吡啶类钙拮抗剂（地尔硫草或维拉帕米）β受体阻滞剂
盐敏感性高血压	钙拮抗剂利尿剂为首选，也可联合血管紧张素转换酶抑制剂或血管紧张素Ⅱ受体阻滞剂
妊娠合并高血压	钙拮抗剂、β受体阻滞剂、氢氯噻嗪、甲基多巴，妊娠期间禁用血管紧张素转换酶抑制剂或血管紧张素Ⅱ受体阻滞剂，注: 甲基多巴、氢氯噻嗪为妊娠B类，多数降压药属于妊娠C类
儿童青少年高血压	血管紧张素转换酶抑制剂、血管紧张素Ⅱ受体阻滞剂、钙拮抗剂

如何把握降压药的用药时间

人的血压波动是有规律的。经观察发现轻、中度原发性高血压患者每日凌晨 1~2 时的血压为全天最低点，然后血压逐渐上升；早起 6~8 时为第一个血压高峰，8 时后开始下降；中午 12~13 时为第二个低谷，然后血压开始上升；18~20 时为第二高峰，也是全天最高之时，然后血压又逐步下降。所以在用药时间上注意以下几点：

24 小时平稳降压　血压高的人一定要按照血压波动规律及降压药物在体内作用时间合理用药，即第一次用药时间要在早晨 6 时起床时。如果是中效药物，在下午 5~6 时服第二次；如果是短效降压药物，那些仅限于白天血压升高者应在中午 12 时和下午 5~6 时各加服 1 次。

清晨降压　为了控制清晨高血压，防止脑血管疾病发生，通常主张晨起即服长效作用药物，至于降压药物是饭前服好还是饭后服好，则要看摄取的食物是否影响药物的吸收程度和速度，或药物是否有明显的胃肠道反应。

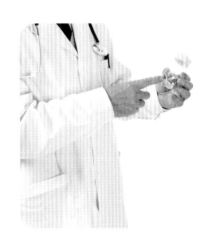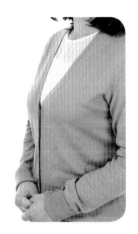

使用长效药物　有条件的患者应尽量选用长效降压药。在长效作用药物中，钙拮抗药（如络活喜）空腹或餐后服用疗效相当好。血管紧张素转换酶抑制剂中，喹那普利、培哚普利（雅施达）、西拉普利、贝那普利与食物同服时，会减少或减慢吸收，空腹服用疗效好；福辛普利（蒙诺）、苯那普利（洛汀新）、依那普利、赖诺普利空腹或餐后服用，降压效果不受影响。

使用中效药物 中效降压药依那普利非洛地平（波依定）、美托洛尔（倍他乐克）、尼群地平等在血液中维持的时间在 10~12 小时。如硝苯地平控释片，服用后能维持最低的有效血液中药物浓度在 12 小时以上，尼群地平也可以维持 6~15 小时，依那普利则可达 11 小时左右。服用这类药，1 天可服用 2 次，大多数空腹服用较饭后服用起效快。不过，老年人、糖尿病患者或自主神经调节功能欠佳者为避免体位性低血压等不良反应，一般应在饭后或两餐之间服用。中效作用药物一般应选择早晨及午后 2 小时服药，可降低日间活动后升高的血压。对于夜间血压明显低于日间血压者，应在医生指导下，根据动态血压的结果酌情选择最佳的服药时间，以免夜间血压过低。

使用短效药物 短效降压药一般维持的时间在 5~8 小时，所以，一天必须服用 3 次，否则就不能保证有效的降压效果。这类药的维持作用时间不长，但起效作用时间却很快，如硝苯地平仅需 3~15 分钟、卡托普利需 15~30 分钟。所以，在遇到血压突然升高时，常用这些药作为急救药。需要注意的是卡托普利（开搏通）口服吸收受食物影响，如空腹服用可吸收 60%~75%，餐后服用仅吸收 30%~40%，故餐前 1 小时服用为好。硝苯地平、可乐定口服吸收良好，一般不受食物影响，空腹或舌下含服起效更快，一般应在血压明显升高时临时服用。拉贝洛尔（柳胺苄心定）由于同时阻断 α 受体和 β 受体，可引起体位性低血压、胃部不适等不良反应，老年人及糖尿病患者应在餐后服用。短效药服药次数多，容易被遗忘，缺失保护的时段将使人体处于危险状态。除以上几类降压药外，对胃有刺激作用的药物需餐后服用，以减少空腹服用时胃部不适的症状，如吲哒帕胺一般应在早餐后服用。老年人如有餐后低血压反应者，应在两餐间服降压药。如偶尔忘记服药，且该药应在餐后服用，可在少量进食后补服药物。

血压控制的最高境界

平稳降压　意思是要平稳地把血压降下来，不能让血压波动。只有长效药才有此功效，所以，必须使用长效药降压。

控制达标　一般人血压降到 140/90mmHg 以下，肾病、糖尿病等降到 130/80mmHg 以下才叫达标。不达标，并发症就难以控制。

器官保护　治疗高血压，仅仅把血压降下来还是远远不够的，还应该保护心、脑、肾等重要器官，避免并发症。一般认为，钙拮抗剂、血管紧张素转换酶抑制剂、血管紧张素 Ⅱ 受体阻滞剂和 β- 受体阻断剂有器官保护作用。

如何平稳降压

治疗高血压不仅要降低血压水平，同时还要注意降低血压

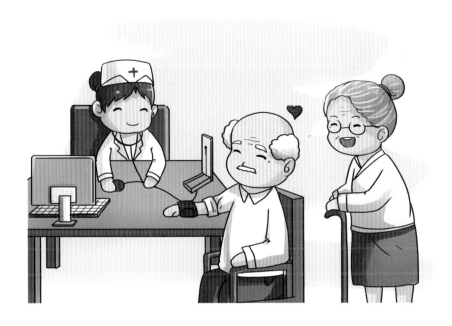

波动性，即稳定血压。正常人血压波动是生理现象，高血压患者更容易出现血压波动较大的情况。那么，怎样才能在降低血压的同时，也降低血压波动性呢？

　　● 调整用药时间应在专科医生的指导下进行，同时调整和改善睡眠状况。

　　● 尽量使用长效药物，长效药降压平稳，血压的波动较小。短效药降压使血压波动大，容易引起左心室肥大，心肌耗氧量增加，给心血管带来一定危害。

● 联合用药　如果使用短效药,最好不要用单一的短效药,应该在医生的指导下联合用药,即将几种短效药有机地组合在一起,或直接用复方短效药,以减轻降压导致的血压波动以及减少服药次数。联合用药也是降低血压波动性的有效方法,高血压的治疗是终生的,即使血压控制在理想的范围内,降压治疗也不可停止。有些高血压患者在血压降至正常后就自行停药,待血压再度升高时又再次服药,殊不知,这样反复间断地服药会带来更大的危害。因为血压的骤升和骤降及反复波动,会导致心、脑、肾等重要脏器缺血、血栓形成或血管破裂,引起心肌梗死、脑梗死、脑出血等恶性事件。另外,间断服药也会使药物的疗效受到影响,导致血压波动大,并且当停药后再次使用同一种降压药时,其疗效也可能会降低。

如何控制血压达标

血压控制在什么水平最适宜,应视年龄、高血压的严重程度、有无并发症及是否患有其他疾病等综合判断。

无严重并发症的高血压　可将血压降至 18.7/12kPa（140/90mmHg）。若病程长合并有冠心病的患者,舒张压不宜降至 12kPa（90mmHg）以下,以免诱发急性心肌梗死。

老年高血压　老年高血压患者因为小动脉硬化，一般以收缩压单独升高为主要表现，使收缩压逐步下降到 20.0~21.3kPa（150~160mmHg），并维持在此水平即可。若同时伴有舒张压升高，则宜将舒张压控制在 12.0~12.7kPa（90~95mmHg），如果患者年龄超过 80 岁，而舒张压升高不明显，可以不治疗。

儿童及青少年高血压　应将舒张压控制在 12kPa（90mmHg）以下。儿童及青少年对高血压的耐受性较强，一般不易发生脑卒中和心肌梗死等，降压治疗不必过速，数周或数月将血压降至正常即可，并应将治疗的重点放在寻找高血压的病因上。

需要立即降压处理的高血压　急症高血压脑病、急性左心衰竭合并肺水肿、急性心肌梗死等应在 1 小时内给予降压，但降压幅度应有一定限度，一般不超过 25%~30%，或根据治疗前水平，使收缩压下降 6.7~10.7kPa（50~80mmHg），舒张压下降 4.0~6.7kPa（30~50mmHg），不要求迅速降至正常

高血压合并糖尿病　为了延缓糖尿病小血管病变的进展，血压可适当降得更低些,最好能降至 17.3/10.7kPa（130/80mmHg）。

高血压合并肾衰　血压控制的目标一般为 17.3/113kPa（130/85mmHg），如果尿蛋白大于 19/24 小时，则要控制在

16.7/10kPa（125/75mmHg）以下。

单纯收缩压升高　在降压时应避免使舒张压明显下降，这样会不利于冠状动脉的灌注。

控制血压达标应注意几个原则

个体化用药　不能朋友、邻居用什么药好，你就选择什么药。应根据每个人的身体状况和病情，在医生的指导下选择使用降压药。

选择长效药　第三代钙拮抗剂、血管紧张素转换酶抑制剂、血管紧张素Ⅱ受体阻滞剂都是长效药。长效药用药简单，每日一次用药即可，不易发生漏服现象，所以患者更容易接受。而且长效药药效维持时间长，能保持血压平稳控制。

联合用药　除非早期高血压单一用药之外，一般提倡2~3种降压药联合使用。这样副作用小，疗效好。如果一种药血压控制不好，应加品种不加量，一味地加量，疗效未必增加多少，副作用却明显增加。

按时吃药　药物的维持时间都是固定的，按时吃药能够使血液中药物的浓度保持稳定，当然血压也能保持稳定。切忌按需吃药——血压高了吃药，血压正常了就不吃。如果这样，血压总是处于波动中，而并发症大多在血压波动时发生。

关于高血压的用药你可能会问医生的几个问题

如果去医院确定了用药方案，那么是不是就一直用这种药，以后需要改药吗，如何更换降压药？

当所服用的降压药效果不理想，或出现了比较严重的不良反应，或有更好的新降压药上市时，就会出现替代更换原先服用的降压药的问题。更换降压药需要遵守下列原则：

● 是否需要更换药物应在医生指导下进行　更换降压药时，既要考虑降压效果的衔接，又要考虑预防心脑血管发生意外，不宜自作主张随意更换。

● 注意平缓换药　使用利尿降压药欲更换成转换酶抑制剂时，需先停用利尿降压几天，再换用药物，如停用利尿降压药后立即使用转换酶抑制剂，有可能发生严重的低血压反应。强效降压药换成其他药物时，前者减半量使用，加上换用药物观察 7~10 天，如无不良反则应停用原来药物，并观察血压反应调改用药物，否则，降压效果衔接不上，可使病情加重，甚至出现意外危险。

● 不要过于频繁换药 有些降压药服用1周左右才有降压效果，还有些降压药物服用1个月以后才可获得最大的降压作用，有的患者对此不够了解，误以为这些药物的降压效应不佳而频繁更换药物，这是血压控制不满意的最常见原因之一。再者，如果前面服用的药物在血液中还没有代谢干净就服用其他药物，也很有可能使两种药物发生互相作用，或产生不良反应。

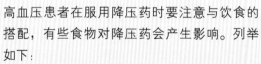

服用降压药时应如何注意与饮食搭配？

高血压患者在服用降压药时要注意与饮食的搭配，有些食物对降压药会产生影响。列举如下：

● 服用降压药最好选择温开水：尽量不要用矿泉水送药，因为矿泉水中的矿物质和金属离子可能会对药物产生影响。

● 不宜用牛奶送服降压药：据研究，牛奶中有丰富的酪胺，当人体内一种分解酪胺的酶被降压药抑制时，酪胺就会大量蓄积，引起血压升高、心律失常。另外，牛奶分子的颗粒十分细腻，与降压药同服，分子颗粒很易包裹在药物分了表面，影响降压药药效。其他像奶酪、酸奶等牛奶相关制品都不宜与降压药同服，如同一时间段服用，也需间隔 30 分钟以上。

● 服用降压药时少吃柚子（或喝柚子汁）：据报道，柚子汁中的柚皮素成分会影响肝脏中某种酶的功能，而这种酶与降压药的代谢有关，会使血液中药物浓度过高，造成血压过低的不良反应。

● 服用排钾利尿降压药时，应多吃富含钾的水果(如香蕉)：服用排钾利尿药(如氢氯噻嗪)，尿排得愈多,水分的流失也愈严重,电解质（如钾、钙、镁）等也容易随着水分而排出体外。如果身体缺钾，可能会引起心律失常、呕吐、腹泻等症状。

● 服血管扩张剂降压药（如米诺地尔）时，少喝咖啡、浓茶：血管扩张剂的作用是扩张血管，减轻心脏负担。服用这类药物时,要限制咖啡、浓茶及可乐等富含咖啡因的饮料，它会引起血管收缩，可能导致降低药效。

降压药一般选择什么时候服用？漏服降压药如何补救？

一般来说，早晨起床之后血压开始逐步上升，中午时到达最高值；午后血压逐渐下降到一个较低的水平，到傍晚时分再次上升，达到一天中的另外一次峰值；直到夜间入睡以后血压又再次回落，在凌晨 2~3 时降至最低。这样一个"两峰一谷"的模式构成了人体血压的正常波动。血压在昼夜 24 小时内呈现一种生物钟节律波动，在清晨 6~8 时及傍晚 18~20 时血压较高。

所以要选择用药时间，一般第一次用药在早晨 6~7 时，第二次用药在下午 3~4 时。药效持续 24 小时的降压药，一般每天早晨服一次即可。高血压用药大多依据上述血压波动的规律来。忘记吃降压药，首先要看吃的是长效药还是短效药。

长效降压药，作用时间较长，一般一天只需服用一次即可。如果漏服可以，短时间内还是有药效的，当然建议能多测量血压，如果漏服时间过长，血压出现波动，可以咨询医生服用短效降压药，再回归到正常继续服用长效药。

短效药，一旦漏服，血压变化会比较明显，

白天，如果漏服时间超过服药间隔的一半（如一天三次，隔 8 小时服一次的药物，超过正常服药时间 5 个小时的未服药），必须立即补服，并推迟下次服药时间，以免造成短时间药物服用过多，血药浓度过高，造成低血压等不良反应。

但是不论哪种类型药物，可以补服，千万不能加服，也需要注意正常用药间隔，以免血压骤降，诱发心脑血管疾病。

降压药物缓释片与控释片有什么优点？
对服用方法有什么特殊要求？

缓释片与控释片具有减少服药次数、维持平稳有效的血药浓度、降低毒副作用和减少用药总量的优点。服用控释片、肠溶片、胶囊剂以及大部分缓释片应与水整片吞服，不能掰、压或嚼碎，以免影响药物疗效。但也有部分缓释制剂可以掰开服用如美托洛尔缓释片等。服用药物之前可咨询医生或药师。

高血压药物何时使用才合适呢？

其实也就是降压药物治疗的时机：当您的血压到了高危、极高危或 3 级高血压，应立即开始降压药物治疗。确诊的 2 级高血压，应考虑开始药物治疗。1 级高血压，可以在生活方式干预数周后，如果血压仍 ≥ 140/90mmHg，再开始降压药物治疗。

微信扫码，立领

☆ 健康数据标准　☆ 名师讲解课程
☆ 日常实践方法　☆ 分享所学笔记

不花钱的降压方式

"盐控"的那些事

食盐——高血压的催化剂

食盐是我们生活中的必需调味品，也是每天必不可少的摄入品。众所周知，食盐的主要成分是氯化钠，人们常常因为不健康的饮食习惯或不佳的饮食行为，使得食盐使用量过多，导致氯化钠在血液中含量的增加，使血液形成高渗的环境，进而使大量的体液存留于血管，增加心脏负担。高盐饮食也会引发肾脏交感神经系统兴奋，进而导致血压升高。

研究结果表明，盐摄入量与血压升高幅度相关，每日钠盐增加 5~6g，收缩压升高 3.1~6.0mmHg（1mmHg=0.133kPa）。我国的研究结果显示，我国居民盐摄入量比较高，每人每日盐摄入量平均达到 12g，膳食钠盐摄入量平均增加 2g/d，收缩压增高 2.0mmHg，舒张压增高 1.2mmHg。已超世界卫生组织（WHO）推荐的食盐摄入标准，高盐饮食已成为高血压发病最主要的危险因素之一。

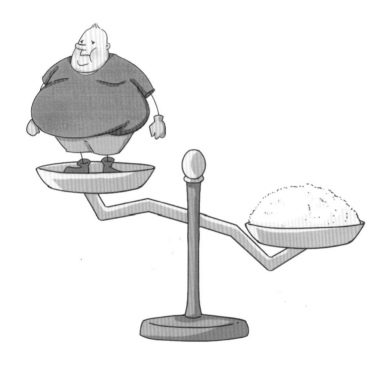

关于"盐控"的那些事（盐分绝非盐过其实、精准减盐有窍门、人一天需要多少盐、警惕藏起来的盐）

与血压关系密切的主要是钠离子，而不是氯离子

除食盐外，味精、鸡精和许多食品添加剂中也含有很多钠

食盐的主要成分为氯化钠（NaCl）

食盐

1克钠（Na）相当于 2.55 克氯化钠（NaCl）

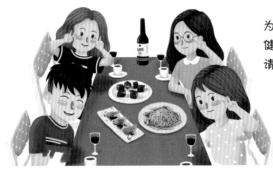

为了自己和家人的健康，在外就餐时，请主动要求少放盐

餐馆、食堂、外卖以及超市食物中隐藏的盐可能超出你的想象

· 食盐摄入过多可导致血压升高，增加脑卒中、心脏病、胃癌、骨质疏松以及肾病等疾病的患病风险。

那么高血压患者在生活中如何做到正确减盐，生活中要注意什么呢？关于"盐控"的那些事你又知道多少呢？

最重要的就是在饮食中注意盐的摄入，我们要尽量避免或减少进食含高钠盐的食物，如榨菜、咸菜、咸鱼等传统腌制品以及调味品。身边许多老人家在做饭的时候为了让菜更加入味，习惯大把大把放盐。据最新高血压防患指南指出，每人每餐放盐不能超过 2g（即一个 2g 的标准盐勺）；即每人每天摄入盐不超过 6g。

那 6g 是多少呀？我们好像对于这种数字没什么概念。

其实我们的普通啤酒瓶盖取胶垫后一瓶盖相当于 6g！

那么小小的一瓶盖就有 6g 啊！那以后做饭要好好控制盐了。可是我们习惯了这样的重口味，不能放那么多盐了，那我们做饭可以用酱油来替代盐增加味道吗？

其实在日常饮食中，除了直接食用的盐之外，很多食物中也是含盐的。比如我们的调味品酱油中，我们市面上常用的生抽含盐量为18g/100mL左右。所以500mL生抽大约含有90g食盐哦！

这提味的酱油含盐量都这么高啊？

是的，还有我们的调味品味精，其中有的含谷氨酸钠，也会增加人体"钠"的含量，有些人将这些盐称为"隐性食盐"。我们生活中还有许多食品富含"隐形食盐"，比如薯片、火腿肠、话梅等，就连空心菜、豆芽、紫菜这些蔬菜中也含有钠。

哎呀，这些都是高钠食品啊？生活中还真是不能缺少！

偶尔尝尝没有太大问题，可不能经常食用哦！
其实我们做饭的时候可以充分利用柠檬汁、苹
果汁、番茄汁等各种酸味汁来增添食物味道，
既健康又美味！哦！对了，即使再忙，我们也
要要养成每天都要尽可能多食用含钾、钙丰富
而钠低的新鲜蔬菜，这些也可降低血压！

钙、钾丰富的食物有哪些呢？

我们生活中含钾丰富的食物有土豆、茄子、
海带、莴笋、冬瓜等，含钙丰富的食物有牛奶、
虾皮、芝麻酱、绿色蔬菜等，这些您都记住
了吗？

知道了，都用小本记下来啦！以后每天
都要提醒自己要健康饮食。

食饮有节

高血压患者的饮食误区

随着社会经济的快速发展，人们生活方式也随之改变，巨大的健康隐患正一步步向我们靠近。高血压已经成为人类健康的"头号杀手"。目前，已公认的与生活方式有关的高血压致病因素是高盐饮食、肥胖和饮酒等，这三者都与饮食有直接而密切的关系。因此，改善饮食成为高血压非药物治疗的关键手段。单纯的饮食疗法不能完全代替对部分患者必要的药物治疗，但能加强和巩固药物治疗的效果。饮食疗法对于预防和控制高血压病的发生具有非常重要的意义。高血压患者必须严格按照医嘱合理膳食。合理的饮食不仅可以很好地预防高血压的发生，而且可控制动脉粥样硬化的发展，降低血压，防止疾病的进一步发展。饮食疗法不仅在短期内使食物增减某些营养成分，而且需要长期坚持改变不良的生活方式，持之以恒才能有效。

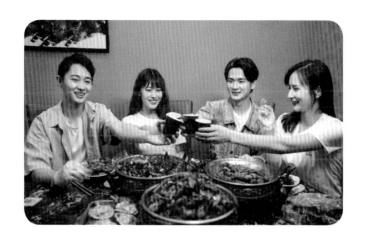

高血压饮食调养原则

限制胆固醇含量高以及糖量高的食物摄入

限制动物内脏、海鲜、蛋黄等胆固醇含量高的摄入；植物油是做饭的时候优先选择，每天食用油的用量宜控制在20~30g；胆固醇限制在每日300mg以下，多吃鱼类、禽类、瘦肉等动物性食品。

一日三餐要定时定量，食用时不可达到十分饱感再放下筷子，每餐八九分饱便是最好的。玉米、小米、燕麦等含膳食纤维较多的食物是主食的优先选择，膳食纤维可润肠通便，调节血脂，稳定血糖，十分适合高血压患者饮食调养。

注意蛋白质的摄入，每日蛋白质的摄入量以 1g/（kg·d）为宜，动物蛋白和植物蛋白各占 50%，最好的植物蛋白是大豆蛋白。

饮食中糖分的摄入也不宜过多，像糖果、饮料、果汁之类都是糖分过多的食物，不可贪量！

高血压患者烹饪小贴士

灵活选择食物

适量摄取猪、牛、羊等畜肉：畜肉的脂肪量较高，可改吃去皮禽肉（鸡、鸭）、鱼肉或是豆类等食物，饮食脂肪量就可减少。

利用相似的低脂食物替代高脂食物：同一类食物中脂肪含量有高有低，如果用低脂肪食物替代脂肪含量较高者，就可以少掉许多脂肪。

运用 4321 摄食法：餐盘化成四等分,1/4 为主食类食物（如白饭、五谷类和面等），1/4 为鱼肉豆蛋类食物（如豆腐、鱼肉等），1/4 为绿色蔬菜类食物（如空心菜等），1/4 为其他颜色的蔬菜类食物（如香菇、海带等）。

聪明的进食技巧

多吃饭少吃肉	以豆代替肉
可见的脂肪不要吃	额外油脂不要加
牛奶脂肪减少最容易	糕饼点心要节制
多吃蔬菜	先吃蔬菜再吃肉
喝汤时捞掉浮油	多吃新鲜水果

巧妙的烹调方式

选好油（橄榄油、红花籽油等）	减少用油量
多蒸煮、适度炒煎、少油炸	善用烹调器具
将肉类切成细丝、丁状及片状	烹调前去掉外皮、肥肉
减少裹粉用量	汤汁去油
少使用绞肉半成品	美味低脂酱汁自己做

食宜清淡

为了控制每日盐分的摄入，这里可以告诉大家一个小诀窍：我们可以在食物烹调好后再放入盐或酱油，这样既可以减少食盐的摄入，也达到调味的目的。当然也可以先炒好菜再蘸盐或酱油食用。总而言之，我们在饮食中食盐的摄入一定要严格控制，争取做到清淡饮食、健康饮食。

禁止饮酒：大多是患者认为少量饮酒对身体有益，其实少量的饮酒也具有升高血压的作用，所以高血压患者不宜饮酒。

补充含钾、镁、钙等食物：钾、镁、钙具有降压作用，高血压患者应多进食豆制品、马铃薯、南瓜及水果等，以增强低钠饮食的降压效果。

高血压的患者都会根据病情需要进行饮食调理，但是也有些患者由于过于焦虑，进入饮食误区，导致病情难以控制，甚至更加严重。让我们一起了解以下误区，看看你中了哪一些。

误区一：尝着不咸的食物就没有盐，多吃无妨。

我们在本章第一节已经谈到，生活中还有许多"隐形食盐"。例如：巧克力、果脯、冰激凌、饼干、面包等都含有大量的钠盐，方便面、火腿、瓜子、豆腐乳、香干、泡菜的制作过程中加入许多钠盐。因此，我们不能从口感的咸淡来判断"钠"是否摄入过量，对高血压的防治"隐性盐"更不容忽视。

误区二：植物油多吃没关系。

高血压患者需要减少脂肪类食物的摄入，有些患者在平时少吃肥肉、少吃动物油，但是对含有不饱和脂肪酸的植物油就不加以控制。其实，植物油和动物油为人体提供的热量是一样多的，食入植物油过多，自然产生热量也多。而过度摄入也会导致体重增加，血压会随着体重的增加而增高。并且植物油也会加速机体衰老，使胆结石的患病率升高。

误区三：无须限制糖的摄入。

高血压患者对糖的摄入量没有限制也是不正确的。如果在平时长期摄入高糖食物，经过机体代谢也会导致血脂水平相应升高。同时还会阻碍降压药物的发挥，导致血压不利于控制而持续性升高。因此，尤其是体重超重和肥胖的高血压患者要适当限制糖的摄入，每人每日不超过 15 克。

误区四：得了高血压就不能吃盐？

得了高血压不是不能吃盐，而是需要限制钠盐的摄入，如果钠摄入过少，一旦发生低钠血症，反而对健康有害处。

误区五：高血压患者不能吃肉？

高血压患者其实是可以吃适量肉类的。肉类中富含优质蛋白质、B族维生素、铁等营养素，高血压患者如果长期不吃肉，一旦体内缺少这些营养素，就有可能出现营养不良、贫血等问题，而且也不利于降压。只不过为了控制饱和脂肪酸和胆固醇的摄入，应优先选择鱼肉，其次是禽肉，最后才是畜肉，而且肉类应挑选瘦的，鸡鸭肉最好去皮。

误区六：得了高血压不能吃鸡蛋？

有些高血压患者，因为害怕吃鸡蛋会导致胆固醇偏高，而不敢吃鸡蛋。

鸡蛋中的确含有比较多的胆固醇，但是，并不是说增加膳食胆固醇的摄入量，就一定会升高血液中胆固醇的水平。

对于高血压患者来说，是可以适量吃鸡蛋的，每天吃 1 个是相对合理的。

误区七：低盐饮食就是做菜少放盐？

做菜少放盐只是低盐饮食的一方面。因为除了盐，其他一些食物中也含有不少的钠，这些食物也是需要限量食用的。例如：

调味品	如味精、鸡精、酱油、酱豆腐、辣椒酱、黄酱、甜面酱、苏打、调料包、汤料包等
普通食品	如腊肉、奶酪、挂面、火腿、虾皮、榨菜等
零食	如话梅、薯片、椒盐花生等

误区八：多喝葡萄酒有益心血管健康？

虽然有研究表明葡萄酒中含有的白藜芦醇、原花青素等黄酮类物质及鞣酸等物质具有抗氧化能力，多酚对预防心血管疾病及延缓衰老有一定作用。但适量喝葡萄酒对心血管保护作用及机制尚待深入研究证实，而长期大量饮酒可导致血压升高却是明确的。

因此，不提倡高血压患者出于保护心血管健康的目的而去喝酒，如果一定要喝酒，也应少量。

误区九：高血压患者可多吃点鸡精调味。

鸡精的主要成分是味精、食盐、鸡汁和香精等。而味精的主要成分是谷氨酸钠，在体内会分解成谷氨酸和钠离子，相当于另一种形式的盐。过多食用鸡精可造成体内钠潴留，血容量升高，血管阻力升高，加重心、肾负担，进一步使血压升高。并且血压高的人，味觉会不灵敏，对味道更是要求浓重，所以很容易形成恶性循环。为了从根本上使血压得到控制，饮食应该减少使用化学合成的调味品，多用纯天然的食物调味，如葱、姜、蒜、花椒、大料、桂皮、香叶等，纠正不健康的烹调习惯。

起居有常

晨起	服药，测血压，一杯温开水
衣着	强调"三松"（鞋子、衣领、裤带）
睡眠	按时就寝，保证睡眠质量
洗漱	水温不可过热或过凉
排便	保持大便通畅，勿急躁及屏气用力
乘机	脑血管意外率升高，乘机需谨慎

居室环境：整体环境以安静、舒适、温湿度适宜为主，保持最佳的居室环境状态。

缓慢起床：掌握起床三部曲

起床三部曲—预防跌倒

第一步：平卧三分钟　在起床之前，首先要让自己完全的清醒，在平仰卧的情况下，睁大双眼，凝视天花板或窗外几分钟，完全适应了从睡觉到清醒的状态，才可以缓缓从被窝里坐起来。

第二步：半卧三分钟　从被窝里坐起来后，应呈半卧状，双眼正视前方，或头颈稍作转动，持续2~3分钟，在将双脚移至床沿，睁眼静坐三分钟，使自己完全地清醒过来。

第三步：床边静坐三分钟　此时一般已经完全清醒，身体各部分也都反映正常，这时便可以缓缓起身，去做自己想要做的事情了。

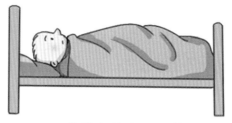

1. 醒后先赖床 1 分钟

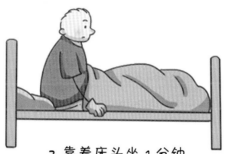

2. 靠着床头坐 1 分钟

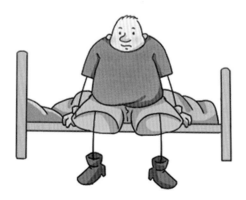

3. 在床边边坐 1 分钟

起床"三部曲"

体位性低血压

什么是体位性低血压？应如何预防和处理体位性低血压？

体位性低血压表现为乏力、头晕、心悸、冷汗、恶心、呕吐等。在联合用药、首次服用 α 受体阻滞剂类药物或加量时要特别注意。

体位性低血压的预防方法：避免长时间站立，尤其在服药后最初几个小时；改变姿势，特别是从卧、坐位起立时动作宜缓慢；服药时间可选择在平静休息时，服药后继续休息一段时间再下床活动；如在睡前服药，夜间起床排尿时应注意发生体位性低血压时应平卧，可抬高下肢超过头部，以促进下肢血液回流。

温水洗漱：30~35℃的温水洗脸、漱口最合适。

饮水一杯：漱口后饮一杯白开水，促进代谢，降低血压。

适当晨练：散步、太极拳等强度较小的运动可缓解全身中小动脉的紧张程度，有利于降压。排便时避免用力：高血压患者在排便时若用力过大，可诱发脑出血。因此，要多吃蔬菜、水果和纤维素多的食物，以缓解排便困难。

早餐清淡：饮食不可过饱。一杯牛奶（或豆浆），两个鸡蛋（或两片面包）。

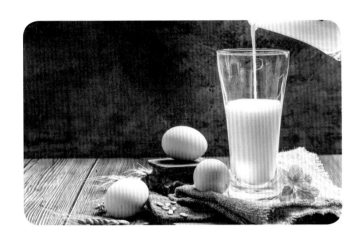

　　切勿挤车：高血压患者无论是上班、下班，还是外出，都应避免挤公共汽车。

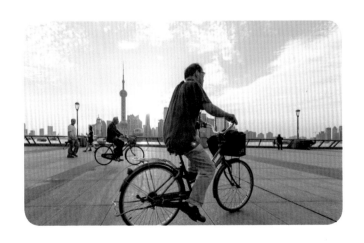

中午小睡：午饭丰盛，有荤有素，但不宜过油腻，也不可过饱。进餐后，要稍微活动一下，然后小睡一会儿（0.5~1 小时）。

晚餐宜少：晚餐应吃易消化的食物，除米饭外，还应配些汤类。晚间适当饮水，可避免夜间因血液黏稠而发生血栓。

娱乐有节：睡前看电视不要超过 2 小时。坐位要适宜舒服，勿太疲劳。不要看内容过于刺激的节目，否则会影响睡眠。下棋、打扑克、打麻将要限制时间，特别要控制情绪，不可过于认真、激动。切忌不要赌钱。

安全洗澡：要防止跌倒。洗澡时间不可过长，洗澡水不可过热。

睡前洗脚：上床前用温水洗脚，然后按摩双足及双下肢，促进血液循环。

避免身体着凉：气温骤降出门在外很是猝不及防。而对于高血压患者来说，如果没有做好保暖工作，身体着凉是非常危险的事。因此，冬春季节，高血压患者尤应做好避寒保暖工作。

适当减少工作量：高血压患者不宜过度疲劳，应适当给工作减点量，并注意工作之余的放松。

保证充足睡眠

运动有法

运动疗法对高血压病的作用

健身运动可以有效地降低血压

改善心脏功能

调节高血压患者的血糖、血脂

降低毛细血管，微动脉及小动脉的张力，调节血液循环，降低血压

降低血黏度，提高血液流变性，改善微循环

减轻应激反应，稳定情绪，抑制心身紧张，消除焦虑状态

运动疗法的适应证

轻度和中度的原发性高血压患者

血压得到控制的重度高血压患者

心、脑和肾等重要器官损伤稳定后，则按发生损害的器官制定相应的运动处方

运动疗法的禁忌证

安静时血压未能很好控制或超过 180/110 mmHg 的患者

重度高血压、高血压危象、高血压脑病或急进型高血压患者

高血压合并有心力衰竭、不稳定心绞痛、伴有心功能不全者

高血压病伴有主动脉瓣狭窄、肥厚性心肌病、急性感染、眼底出血、糖尿病酸中毒、下肢坏疽、严重的甲状腺功能低下、肾功能不全

试验中出现严重心律不齐、心电图 ST 段异常、心绞痛发作及血压急剧升高者以及禁忌运动负荷试验者，也禁忌实施运动疗法

伴有运动器官损伤，如关节炎、肌肉痛者应避免运动

继发性高血压患者应按其病因进行治疗

运动疗法的注意事项

药物治疗和科学锻炼相结合

高血压患者的运动前、中、后的血压监测

高血压患者的健身活动应在专业人员指导下进行

注意防止发生运动伤病

锻炼要持之以恒

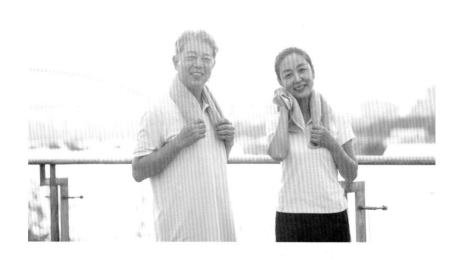

运动健身小贴士

运动方式

运动方式以有氧运动为主。应该选择有全身性的、有节奏的、容易放松、便于全面监视的项目，如太极拳、步行、医疗体操等。

运动时间

（1）运动前后都应该进行有 5~10 分钟的准备活动和整理活动。

（2）高血压患者每天连续进行或累计 30~60 分钟的有氧运动可以获得良好的降压效果。

（3）可少量、短时、多次、累积完成总的运动时间和运动量。

运动频率

（1）每周运动 3~5 次可以有效降低血压。

（2）一次运动的降压效应可以维持数小时至数十小时，因此建议高血压患者最好每天进行健身锻炼。

微信扫码，立领

☆ 健康数据标准　☆ 名师讲解课程
☆ 日常实践方法　☆ 分享所学笔记

养心调绪

高血压诱因有很多种，除了患者本身的疾病，跟外界的环境、情绪、性格、遗传等都有很大的关系。随着社会的快速发展、竞争日益激烈，人们所承受的生理和心理负荷也逐渐增加，由焦虑、抑郁、睡眠障碍等社会心理因素引起的高血压，在临床当中越来越常见。而容易激动、争强好胜、雄心勃勃、常感时间不够用而心理压力大的人情绪上更加容易波动，临床将具有该种特点的性格叫作 A 型性格，而由这样的心理因素导致的高血压称为心理因素性高血压。

在生活中很多高血压患者由于疾病，会在心理上出现严重的问题，甚至对自身的病情都会产生严重的影响，所以患者在心理上要学会自己调节，尽量克制自己紧张的情绪，这样也有利于疾病的治疗。

避免猜疑心理

高血压患者要注意避免猜忌的心理，有不少患者可能会在患病之后很容易将过多的注意力放在疾病方面，总是担心疾病会发生恶变，对自己的生命造成威胁。其实患者需要避免这种会导致患者心理上严重的失衡的心理，患者经常显得忧心忡忡的，对疾病的治疗也是一种非常不好的表现。要学会保持心态的平和，乐观面对每一天的生活，对血压的稳定也有好处。

克服紧张情绪

高血压患者还要注意克服紧张的情绪，因为当人体一旦紧张慌张的时候，血压就会伴随着升高，有时候很容易导致患者心脏病的突发或者是导致患者猝死，而高血压患者更要注意这方面的问题，平时尽量多保持心态的平静，遇事应该想得开，平时多和身边的人进行交流，不要一个人生闷气，适当的时候放松心情。

减轻心理负担

高血压患者应该适当地减轻心理的负担，有很多高血压患者在患病之后心理上出现极度的不稳定，导致严重的思想负担，这样其实只会对高血压的病情加重，并不能缓解患者的病情，因此专家建议高血压患者应该注意适当地减缓心理负担，积极接受正规的治疗，改变不良的生活方式。

因为高血压属于身心疾病，专家指出音乐疗法对于治疗高血压极其重要。它是一种通过本人聆听乐曲等方式来达到调节患者身心，从而达到治疗效果的治疗方法。但在进行音乐疗法之前，我们还需要进行一些准备：

音乐类型的选择　我们应该选择轻快、柔和的音乐进行降压治疗，这样可以减少患者紧张、焦虑的情绪，从而起到降压效果。千万不能根据自己的喜好而选择节奏快的音乐，这类音乐往往会使人神经处于兴奋躁动的状态，从而导致血压迅速升高，甚至高血压患者因承受不了超强的音乐节奏而出现心绞痛，脑卒中等情况。

环境　在听音乐时，安静温和的环境，室内光线柔和和美观整洁，能够让自己完全放松下来，全身心地陶醉于乐曲的意境之中，领略美妙的音乐。

音乐疗法利用人与音乐的奇妙关系，通过缓和高血压患者的紧张焦虑情绪，促进人体本能的缓解，从而来调整人的身心健康状态，是一种非常适宜的自然疗法。

高血压管得好，血压才能稳稳哒

如何正确监测血压

对于大多数人来说，血压在一天中会呈现一定规律：在凌晨 6~8 点，清醒晨起后血压一般有会明显升高，是一天中血压最高的时间，称为清晨高血压，也是各种心脑血管并发症如中风、心肌梗死高发时间；整个白天的血压都处于相对较高的水平，午饭后的休息时间血压有所下降，下午 4~6 时血压又上升，是一天中第二个血压高峰，以后呈缓慢下降趋势，夜间 0~3 时熟睡时处于最低谷，之后又呈上升倾向。但也有很多人会有不同的波动特点，同时血压波动还受多种因素影响。

自测血压比医院诊室血压得到更多的测量读数，可以更全面、更准确地反映患者实际血压情况，可以区别"白大衣效应"。对服用降压药物的患者可以评估抗高血压药物的效果、指导合理服药时间、通过服药后血压变化，监测治疗反应、了解血压是否得到充分控制，是否需增减剂量，观察血压与症状、体力活动、情绪变化、精神紧张等情况的关系。因此血压的自我检测和高血压的自我管理就显得尤为重要了。

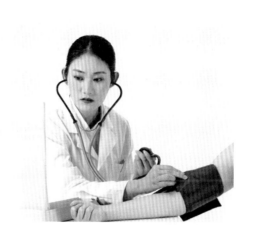

血压计的选择

根据高血压指南，推荐选择认证的上臂式电子血压计。很多人认为电子血压计不准，其实或者是因为选用的电子血压计不合格（如未经认证或选用腕式血压计等），或者是没有定期校正。所谓认证是指电子血压计有欧洲高血压学会（ESH）、英国高血压学会（BHS）或美国医疗器械促进协会（AAMI）认证标识，而且必须要有中华人民共和国制造计量器具许可证

（MC）。电子血压计要每半年校正一次。

量血压的频率

如果是初次服用降压药、降压药物刚调整、血压尚不稳定的高血压患者，应早、晚各测一次，早晨选在起床小便后、未服药时，晚上选在睡觉前。连续 1 周，去除第 1 天血压值，计算后 6 天的平均值。血压稳定控制者每周选 1~2 天，早晚各测量 1 次。像题主这样如果血压已经达标且很稳定的，可以选择每周选 1~2 天，早晚各测量 1 次血压。

测血压的姿势

除非卧床患者，一般选择坐位。坐于有靠背的座椅上，双脚自然着地，避免双腿交叉。基于这种测法主要是因为医院多采用坐位测血压，与医院保持同样的测量姿势便于对比。

测血压的左、右手选择问题

首次量血压时左、右手都应该测，然后哪边的数值高以哪边的为准，以后也一直测量此侧肢体的血压。

测血压的"四定原则"

定时间；定体位；定部位；定血压计。

其他细节

如测血压前至少需要 5 分钟休息时间，测量前 1 小时内避免剧烈运动、进食、吸烟，喝含咖啡的饮料或浓茶，每次连续测量 3 遍，间隔 1 分钟，计算后两遍血压的平均值等。

如何选择合格的血压计用于家庭血压监测

家庭血压监测需要选择合适的血压测量仪器，并进行血压测量知识与技能培训。使用经过验证的上臂式全自动或半自动电子血压计。

家庭自测血压的频率和注意事项

一般建议，早晚各测 1 次，每次 2~3 遍，取平均值，其中：

（1）血压控制平稳者，可每周只测 1 天血压。

（2）初诊高血压或血压不稳定者，连续 7 天，取后 6 天血压平均值作为参考。

注意事项：

最好详细记录每次测量血压的日期、时间以及所有血压读数，而不是只记录平均值

对于精神高度焦虑患者，不建议自测血压

测量过程中的注意事项：半小时内禁止吸烟、喝酒及咖啡；测量前去厕所；静坐五分钟；坐位，双脚自然平放，上臂置于桌上；不说话，袖带中心置于肱动脉，与心脏保持在同一高度；下缘距肘线 2~3 厘米，松紧以能插入 1~2 指为宜

测量前准备

前 30 分钟内应避免：

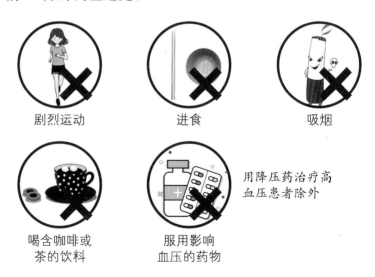

剧烈运动　　　　进食　　　　吸烟

喝含咖啡或　　　服用影响　　　用降压药治疗高
茶的饮料　　　　血压的药物　　血压患者除外

家庭自测血压测量程序

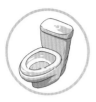

精神放松
排空膀胱

至少安静休
息 5 分钟

测压时保持
安静不讲话

要有高度合适的座椅和桌子、上臂式电子血压计、血压测量结果的记录本。

（1）测血压应接受医务工作者的培训或指导。

（2）测量血压前半小时不吸烟、饮酒或喝咖啡，排空膀胱，至少休息 5 分钟；测压时患者务必保持安静，不讲话。

（3）坐位，双脚自然平放；上臂与胸壁呈 40° 放于桌上；用手触摸肘窝，找到肱动脉跳动的部位；将袖带的胶皮袋中心置于肱动脉上，袖带下缘距肘线 2~3 厘米，松紧以能插入 1~2 指为宜。裸臂绑好袖带，袖带必须与心脏保持同一水平。袖带型号要合适，袖带宽幅过窄或缠得过松测得血压会偏高，袖带宽幅过宽或缠得过紧测得的血压会偏低。

（4）初诊或血压未达标及不稳定的患者，早晚各测 1 次 / 天，最好在早上起床排尿后、服药前，晚上在临睡前，连续测量7天，以后6天血压平均值作为治疗的参考。

（5）连续测量血压2~3遍／次，间隔1分钟／遍，取后两遍血压的平均值。因为首遍测量血压数值往往偏高。

（6）如血压达标且稳定者则自测1天／周，早晚各1次。建议初次测量左右上臂血压（肱动脉处，以血压高的一侧作为血压测量的上肢，当左右上臂血压（收缩压）差值）大于20mmHg，建议进行四肢血压测量。老年人及糖尿病或某些疾病的患者易出现体位性低血压，建议测量多种体位血压。需要时可测量卧位或站立性血压，站立性血压测量应在卧位改为站立后3分钟后进行。

哪些情况不提倡家庭自测血压

某些心律失常如心房颤动、频发早搏患者，采用电子血压计不能准确测量血压。血压本身的波动可能影响到患者的情绪，使其血压升高，形成恶性循环，不建议精神焦虑及紊乱或擅自改变治疗方案的患者进行家庭自测血压。

测量血压的次数不宜过频。有些人想起来就测，甚至产生焦虑状态

自己在家中无法测量夜间血压。有人夜间醒了就起来测血压，还有人为了获得夜间血压值，半夜用闹钟唤醒起来测血压，这种破坏了夜间的生理状态而测量出来的血压值，不代表夜间的血压

不要过分计较某次的血压轻度升高或降低。血压本身有昼夜节律的变化，而且受诸多内外环境的影响，有一定的波动。不要因自测的几次血压值高低来随意调整药量，这样不利于血压的稳定。对自测血压有疑问，可咨询医务人员。家庭自测血压结果供临床医生参考

选择何种血压测量工具

目前，市场上可以购买的电子血压计分为三类，分别是上臂式血压计、腕式血压计和手指式血压计，建议患者选择上臂式血压计。自己在家测量血压，首先要使用合适的血压仪，水银血压计操作复杂，而且由于汞污染的问题，将逐步被限制、淘汰。建议家庭使用正规厂家生产的上臂式自动血压计，同时因电子血压计存在系统误差，应该定期校准验证。

高血压"四季防控"，有高招

春季保健

（1）广步于庭，披发缓行：建议多接触拥抱自然，到户外活动。

（2）放松心情，怡情悦志：春天肝气郁结，建议心情要放缓，勿让肝气郁结。

（3）适当自我按摩：建议长按两个穴位，颈部的风池穴位，足底的涌泉穴位，这两个穴位对高血压引起的头晕、目眩、耳鸣可起到缓解症状的作用。

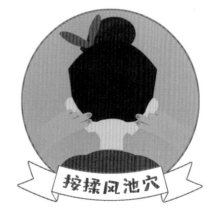

按揉风池穴

（4）不能擅自更改药物剂量，一般来说，高血压患者冬季的血压要比夏季高，因此，冬天服用降压药物相应也要增加一些。春季气温开始回暖，很多高血压患者就擅自减掉降压药物的剂量，甚至是停服降压药。其实这种方法不可取。春季昼夜温差较大，血压容易波动，降压药的改变可增加血压的波动幅度，使脑血管承受的压力时高时低，容易发生脑血管破裂。

（5）注意药物过敏，春季是过敏性疾病的高峰季节，医学调查发现，很多过敏症高血压患者因为把握不好用药时间，导致药物的效果大打折扣，甚至引起高血压病情持续恶化。所以，医学专家提醒那些对花粉过敏的高血压患者服药时要注意避免药物过敏，服药期间尽量少吃高蛋白食物，特别是海鲜、乳酪、肉类、黄豆等，以免影响药物的效果。

（6）注意服药时间，研究发现，通常在清晨觉醒后血压持续上升，上午 8~10 点达最高峰，随后逐渐下降，下午 3~6 点稍有波动，午夜至觉醒前血压最低。春季昼夜温差较大，服用降压药的时间也相当有讲究。目前大部分专家主张服用降压药的时间最好在上午 8 点 1 次、下午 2 点 1 次。睡前不宜服用降压药，即使是重度高血压患者，睡前也只能服用白天剂量的

1/3。这样可以保持 24 小时血压平稳，防止心、脑血管严重并发症的发生。轻度高血压患者,则在清晨服用一次降压药即可,这样可减轻多次服药的负担，避免漏服，便于长期坚持,高血压患者如需要改变高血压药物剂量或者种类，应先与医生商量,在医生的指导下进行调整,以免擅自改变造成严重后果。

夏季注意事项

（1）高血压患者在夏天应注重监测血压变化，调整降压药物剂量，避免血压过低诱发心脑血管病发作，特别要减少利尿剂及含有利尿药成分的一些复合剂的应用。

（2）高血压病患者应该经常测量血压，一天测一次，最好一天测 3 次，并做好记录；在季节变化时应及时去看医生，医生根据患者监测的结果来调整用药。

（3）在用药方面，既不能长时间不做调整，也不能频繁换药，最忌讳的是患者自己随意用药。需要特别强调的是，大部分高血压患者须终生服药。

秋季保健要点

秋季气温逐渐降低，血压会升高，因此应当及时到医院检查，确定是否需要及时调高用药量，以更好地控制血压。因此，高血压患者秋季用药要注意以下几点：

调整剂量

夏天时天气炎热，脑血管舒张，血压急剧升高的情况会减少，而到了秋天天气转凉，脑血管收缩，血压会随之升高，此时应及时调整降压药的剂量，控制好血压，减少脑卒中发生的概率。

调整服药时间

秋天天气变得干燥，早晚温差大，早晨的温度低，使血管收缩，造成血压升高，所以有些患者会感到头晕。这时，需要调整服药时间，在调整了服药时间后仍然经常头晕，就要做进一步的检查。

忌擅自停服药物

不要在秋季停服改善心脑血管的药物，如阿司匹林。因为秋季是一个过渡的季节，温度的降低会影响血管的收缩功能。较低的温度会使脑血管收缩，促使血压升高，容易造成脑卒中。

冬季保健指导

冬季气温较低，是高血压、心脑血管等疾病的高发季节，尤其是老年人更应注意。如何科学治疗高血压、预防因服药不当而诱发脑中风是至关重要的。一般来说，冬季服用降压药要注意以下几点：

不要大量服用骤然降压药物

脑组织的血流量、灌注压主要靠血压来维持，多数高血压病是由动脉硬化导致的，其主要脏器或多或少均存在供血不足的现象。很多患者因血压太高便大剂量服用降压药，或不遵医嘱服用并不适合自己病情的高效降压药，殊不知骤然降压会使血流速度减慢，大脑供血产生严重不足，灌注压降低，血小板及纤维蛋白沉积形成血栓，阻塞脑血管从而发生中风，所以，平稳降压是非常重要的。

慎服大剂量利尿剂

许多高血压患者因使用多种降压药物疗效欠佳，或因肾功能受损而常伴有不同程度的水肿，医生会根据患者的血压高低及浮肿程度进行利尿降压治疗，患者应谨遵医嘱服用利尿药，此类药物在降低血压的同时，还有较强的利尿作用。人体内大量失水，血液高度浓缩，其黏滞度便会增加，从而形成了典型的低血压、高黏滞度而导致的缺血性卒中，所以，冬季使用利尿剂降压应慎重。

慎用镇静剂

高血压患者中有一部分人可能伴有失眠或精神紧张等神经系统症状，为平稳降压，医生常给患者适量的镇静剂作辅助治疗。但切莫大剂量服用镇静剂，过强镇静的药物同样可使血压在短时间内急剧下降而使脑组织血流减少、缺血、缺氧而中风。所以，高血压患者冬季宜服用较为舒缓的镇静剂。

注意保暖

首先高血压患者在出门的时候需要做好保暖措施，在室内的时候要看温度和湿度是否合适，千万不要受到寒冷刺激，以免血压急剧升高而引起其他危及生命的疾病。

喝少量茶水

茶能解酒，主要就是因为茶有利尿作用，另外茶叶里的茶多酚还有助于促进维生素 C 的吸收，可以对血管进行很好的保护。但是需要指出的是茶有一定的兴奋作用，所以最好不要多喝或者是喝过浓的茶。

降压歧途，你误入哪一条

 像高血压这种慢性老年人病，我们还这么年轻，应该离我们还很遥远吧！

现在都流行小鲜肉，疾病也在赶潮流啦！如今高血压患者逐渐呈年轻化趋势，现在年轻人压力大，生活不规律，存在巨大的健康隐患，所以年轻人也要注意定期对血压进行监测哦！

 高血压是人随着年龄增大的生理反应，是不是只要没有症状就不用治疗？

高血压不管是否耐受，其对人体的危害都是毋庸置疑的。主要表现在对心、脑、肾的损害，是冠心病、脑梗死、脑出血、肾功能不全的高危因素。

我的血压平时偶尔会高一点，但不经常，应该没啥关系吧？

世界卫生组织定义，血压持续或3次以上非同日血压收缩压≥140mmHg和（或）舒张压≥90mmHg，即诊断高血压。所以一旦发现血压异常，要及时监测并到正规医院就诊。

降压药什么时候服用比较好啊？我听人家说饭前服用好，这样对胃黏膜刺激小。

绝大部分人每天血压高峰通常在早上8点与下午4点左右。峰前服用才能起到更好降压疗效，如果消化道无严重疾病（溃疡）的患者，最好饭前服用。

为什么现在降压药种类越吃越多啊，药物不是应该吃得越少越好吗？

其实这是一种普遍的观念误区，大家总觉得生病就该少吃药多打针才能达到治疗效果。其实不然，对于高血压，一种降压药很难使血压达标，有的患者宁可加大用量也不愿联合用药。实际上，一种降压药加量很可能其副作用的增加要大于增加的降压疗效。联合用药一方面使血压控制更好，另一方面联合得当，还能增加对重要脏器（心脑肾）的保护作用。

为什么我都吃了一个星期的降压药了，血压还没降到正常水平啊？

患者们总是希望开始用上降压药后立即起效，三五天没看到明显疗效就要求我们改变治疗方案，这样太心急了！降压其实是一个平稳、缓慢的过程，大家要保持平和的心态，勿急躁焦虑，一般4~8周内逐步让血压达标即可。血压的急剧下降，这种波动反而对身体的危害可能更大，增加脑血管事件风险。

都说正确的生活方式就可以把一大半的病治好了，这坚持吃药实在太麻烦了，不知道这样的想法对不对啊？

部分患者虽然认识到高血压的危险性，愿意进行降压治疗，但只调整生活方式，不愿意使用降压药物，以为芹菜、山楂等食疗就可完全降压。事实上，只有极少数初发性高血压通过调整生活方式，血压可短暂恢复正常，绝大多数高血压均需药物治疗。因此，对于大多数高血压，诊断后均应给予药物治疗；对于初发的轻度高血压患者，经1月左右的生活方式调整，如血压不能恢复正常，亦应开始药物治疗。

反正医生帮我开好了药，我只要按时服药，其他该干嘛就干嘛，这样也挺好。

一部分患者一边吃着降压药，一边继续抽烟、大量饮酒及大吃大喝，血压一直也降不下来。其实生活方式的调整是高血压治疗的基础，在高血压的治疗中占有重要地位，所以一定要注重生活方式的调整。

人家都说西药吃多了不好，副作用大，中药虽然起效没西药快，但对人体伤害不大，是这样吗？

相当多的患者服用脉君安、珍菊降压片等中药制剂，实际上这些药物的有效成分仍是西药制剂，对一些轻症高血压可能有一定效果，但对多数高血压往往效果差，且针对脏器的保护作用弱。事实上，现在的西药降压药大多数安全性良好，毒副作用有限，在医生的指导下可长期、安全服用。

我工作太忙了，记性也不好，每次都是记起来就吃，忘记了就算了，感觉血压升高了就赶紧吃两片降压药，好像也没啥问题。

不少患者会有类似的问题，由于各种原因常常不能按时吃药,久而久之,习以为常。直到心脑、肾、眼等出现并发症时才发现问题严重，这是非常要不好的恶习。大家可以通过手机提醒、纸条贴在醒目的地方、准备好每天的药量随身携带等方式提醒自己定时服药。

高血压药物一定要终身服用吗？我这段时间血压可稳定了，也没什么不舒服的地方，可以先暂停一段时间吗？

一些患者在血压控制后就偷懒停药或者有症状才间断吃药。实际上，高血压患者一般需要终身服药，间断服药血压波动较大，反而容易发生脑卒中等严重并发症。所以，高血压患者应长期服用降压药，根据病情将血压控制在医生建议范围内。

我们高血压患者的血压是不是降得越低、越快就越好呢？是不是这样才能突出药物好啊?

收缩压最好维持在 110~140mmHg，过高或过低，并发症和死亡率都会增加，这就是著名的降压治疗的 J 曲线。同样的道理，舒张压最好维持在 70~90mmHg。

医生给我开的药已经吃完了，可是我不想去医院挂号开药，我听人家说药店也有降压药，我可以自行购买吗？

有些人患高血压后，不按医嘱服药，而是按药店的推荐用药,或者偏信广告中的"好药"；有些人认为价格越贵的药越是"好药"，一味追求那些新药、特药；有些人看别人服用什么降压药有效，就照搬过来为己所用，自行购药服用，这些做法都是盲目性的，有害的，也不安全。目前,治疗高血压的药物种类繁多，每种药物降压机制各不相同，都有其适应证，也有一定的不良反应。降压药物的选择一定要经医生根据病情，作必要的化验检查，兼顾到患者的血压水平、并存的其他危险因素、伴随的靶器官损害的情况，选择能有效降压、对患者无不良影响而且能保护靶器官的药物。在医生指导下治疗，才是合理的治疗方法。

吃药真的太麻烦了，我可以通过输液治疗高血压吗？这样会不会治疗效果更快些。

有的患者想依靠输几天液降压。除了高血压急症如高血压脑病、主动脉夹层等，需要静脉点滴降压药，以快速降压外，一般的高血压不需要输液治疗。有的患者认为输液能活血化瘀，改善循环，预防血栓。其实平常输液对预防血栓是没有作用的。长期坚持规律地口服降压药并综合干预其他危险因素（必要时降糖、降脂、服小剂量阿司匹林等）是最好的治疗方法。

高血压这个疾病可凭感觉服用药物，平时没啥感觉都可以不用服用药物了。

有的人认为，只要没有不适症状，高血压就不用治疗，这是非常错误的。

血压的高低与症状的轻重不一定有关系。大部分高血压患者没有症状，有些人血压明显升高，但因为患病时间长，已经适应了高的血压水平，仍没有不适的感觉，直到发生了脑出血，才有了"感觉"。高血压是用血压计量出来的，不是感觉出来或估计出来的，没有不适感觉，并不能说明血压不高。高血压患者应定期测量血压，如每周至少测量血压 1 次。不能"跟着感觉走"来估计血压。高血压的诊断标准是：非同日 3 次测量，收缩压 ≥ 140mmHg 和（或）舒张压 ≥ 90mmHg。

我还这么年轻，降压药会不会服用太早，这样会导致以后用药无效吗？

很多年轻患者被诊断为高血压后，不愿意服药，担心降压药会产生"抗药性"，用得太早会导致以后用药无效，趁现在症状不重就不用药。这都是非常错误，而且十分危险的观念。降压药不会产生耐药性。除非早期的轻度高血压，通过严格坚持健康的生活方式而降压达标者不需要用药外，其他患者都是越早服药治疗获益越大。血压升高的主要危害是不知不觉中损害全身的大、中、小血管，损害心、脑、肾等多个器官的功能，血压控制得越早，能越早地保护血管，预防心、脑、肾损害，其远期预后越好。不要等到发展到心、脑、肾脏器损害时再用药，就已失去了最佳治疗时机。

我小孩一直给我各种保健品，说吃了各种好，我都补了这么多保健品了，还需要吃降压药？

近些年降压保健品越来越多，比如降压枕、降压手表、降压帽、降压鞋垫等，这些保健品都声称有良好的降压作用，但结果并非如此。保健品的降压功效根本就没有经过科学的临床认证，使用这类保健品降压，即使保健品没有危害，也会延误高血压的治疗。

我都按时服药了，血压肯定没啥问题，就不用经常定期监测血压吧？

据统计，我国有 1/3 的已经接受治疗的高血压患者没能控制血压达标，原因很简单，那就是没有理解降压治疗的目标值——达标的重要性。要明白，控制、减轻血压对身体造成危害才是最终目的，而降压达标则是实现这一目的的条件，改变生活方式和用药是手段，这个手段是否有效就要靠监测才能了解，所以说定期监测血压水平和各项生化、脏器功能的指标，对于评价疗效、调整疗法至关重要。

PART 7

附录

附录一：常见食物含钾量一览表

（以每 100 克食物中含钾量计算）

食品名称	含钾量（mg）	食品名称	含钾量（mg）
蔬菜、豆类		**茎类、瓜类**	
小白菜	178	马铃薯	342
大白菜	130	红薯	130
娃娃菜	178	莲藕	243
菠菜	311	莴笋	212
香菜	272	冬瓜	78
蕨菜	292	南瓜	145
韭菜	247	丝瓜	115
（水）芹菜	206-212	黄瓜	102
苋菜	207	苦瓜	256
花菜	200	笋瓜	96
莜麦菜	164	西红柿	163
卷心菜	124	山药	213
莴笋叶	148	胡萝卜	119
蒜苗	226	白萝卜	173
蚕豆	391	茄子	142
毛豆	478	洋葱	147
豌豆	332	芋头	378
扁豆	439	辣椒	209
豆角	207	**菌菇类、制成品**	
四季豆	196	平菇	258
荷兰豆	116	杏鲍菇	242
豆芽	160	草菇	179
黄豆（整粒）	1503	金针菇	195
黑豆（整粒）	1377	香菇（水发）	20
青豆（整粒）	718	香菇（干）	1225
绿豆	787	茶树菇（干）	2165
红豆	860	冬菇（干）	1155
芸豆	1215	鸡腿菇（干）	1053
豆腐	154	木耳（水发）	52

食品名称	含钾量（mg）	食品名称	含钾量（mg）
油豆腐	158	木耳（干）	757
肉类、蛋类		银耳（干）	1588
鸡蛋	154	鱼丸	360
鹅蛋	74	鱼排	136
鸭蛋	135	虾皮	617
鹌鹑蛋	138	**鱼虾蟹类**	
猪瘦肉	305	多数鱼类	300-480
牛瘦肉	284	鳕鱼	321
羊瘦肉	403	章鱼	447
狗肉	140	甲鱼	196
兔肉	284	银鱼	246
鸽子	334	鳗鱼	174
牛里脊	140	鳝鱼	688
猪里脊	317	螃蟹	181-232
羊里脊	161	米虾	255
鸭胸脯	126	对虾	215
鸡胸脯	338	龙虾	257
猪肝	235	河虾	329
猪肚	171	基围虾	250
猪舌	216	**水果类**	
猪蹄	54	苹果（一个）	238
猪耳	58	橘子（一个）	308
猪血	56	香蕉	256
猪心	260	梨子	184
猪肠	142	枣子	375
腌制品		桂圆	248
香肠	453	菠萝	113
腊肉	416	葡萄	104-151
火腿	389	西瓜	87
萝卜干	508	石榴	231
虾酱	196	椰子	475
牛肉酱	194	火龙果	20

食品名称	含钾量（mg）	食品名称	含钾量（mg）
花生酱	99	芒果	276
甜面酱	189	蛇果（一个）	28
沙拉酱	160	樱桃	262
豆瓣酱	772	猕猴桃	232
芝麻酱	342	蜜桃	332
番茄酱	989	柚子	119
辣椒酱	222	枇杷	122
坚果类		草莓	131
桂圆（干）	1348	**水产品**	
红枣（干）	524		
板栗	442	海带	246
莲子（干）	846	紫菜（干）	1796
腰果	680	海参	43
核桃	385	海蜇	331
花生	587	牡蛎	200
葵花籽	491	鲜贝	226
西瓜籽	612	鲍鱼	136
葡萄干	995	扇贝	122
松子	1007	蛏子	140
芝麻	266	田螺	98
杏仁	693	**奶类**	
开心果	735	牛奶	109
		酸奶	150

注意：

1. 含钾量低：<150mg；含钾量中等：150mg–250mg；含钾量高：>250mg。

2. 菌菇类水发后重量与干燥时不一样，故含钾量不同，进食需注意重量的不同再计算含钾量。

3. 日常食谱中含钾量比较高的食物可简单记为豆类制品，腌制品，海产品，坚果类等，另外深色蔬菜类，尤其是红苋菜、绿苋菜、空心菜等的钾含量也高。

4. 一天摄入的钾，总量控制在 2000mg 以内。

附录二：常见食物含钠量一览表

（常见食物 100g（可食部）相当于含盐量（g）

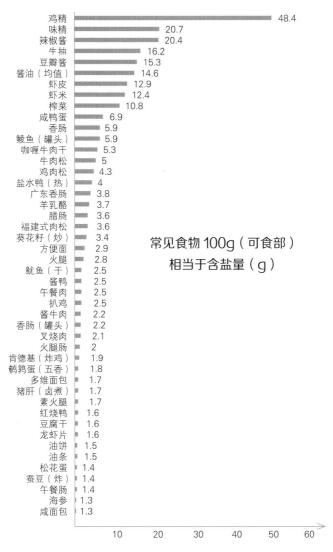

食物	含盐量(g)
鸡精	48.4
味精	20.7
辣椒酱	20.4
牛抽	16.2
豆瓣酱	15.3
酱油（均值）	14.6
虾皮	12.9
虾米	12.4
榨菜	10.8
咸鸭蛋	6.9
香肠	5.9
鲮鱼（罐头）	5.9
咖喱牛肉干	5.3
牛肉松	5
鸡肉松	4.3
盐水鸭（热）	4
广东香肠	3.8
羊乳酪	3.7
腊肠	3.6
福建式肉松	3.6
葵花籽（炒）	3.4
方便面	2.9
火腿	2.8
鱿鱼（干）	2.5
酱鸭	2.5
午餐肉	2.5
扒鸡	2.5
酱牛肉	2.2
香肠（罐头）	2.2
叉烧肉	2.1
火腿肠	2
肯德基（炸鸡）	1.9
鹌鹑蛋（五香）	1.8
多维面包	1.7
猪肝（卤煮）	1.7
素火腿	1.7
红烧鸭	1.6
豆腐干	1.6
龙虾片	1.6
油饼	1.5
油条	1.5
松花蛋	1.4
蚕豆（炸）	1.4
午餐肠	1.4
海参	1.3
咸面包	1.3

常见食物 100g（可食部）
相当于含盐量（g）

注：以上数据源于《中国食物成分表 2012》

附录三：食物脂肪含量比较对照表

常见食物脂肪含量（100g 食物）

含　量	食物种类
<5g	米、面、小米、薏米、红豆、绿豆、豆腐、荞麦、粉条、藕粉、各类蔬菜、鲜牛奶、酸奶、鸡蛋白、鸡胸脯肉、鸡胗、鱼、虾、海参、兔肉等
5g~10g	燕麦片、豆腐干、猪心、鸡、鹅、带鱼、鲳鱼
10~15g	鸡蛋、猪舌、鸽、肥瘦羊肉、烤鸡、松花蛋
15~20g	黄豆、油豆腐、油条、油饼、鸭、鸭蛋
>20g	炸面筋、干腐竹、全脂奶粉、鸡蛋黄、烤鸭、肥瘦猪肉、猪蹄、花生、瓜子、核桃、芝麻酱、巧克力

常见食物胆固醇含量（100g 食物）

含　量	食物种类
<100mg	蒜肠、火腿肠、瘦牛肉、兔肉、牛奶、酸奶、脱脂奶粉、羊奶、鸭、黄鱼、带鱼、鱿鱼、马哈鱼、青鱼、草鱼、白虾、海蜇、海参、鸭油、
100mg~150mg	肥猪肉、猪舌、广式腊肠、牛舌、牛心、牛肚、牛大肠、羊舌、羊心、羊肚、羊大肠、全脂奶粉、鸡、鸡血、鸽肉、梭鱼、白鲢、鳝鱼、对虾、羊油、鸡油
>150mg	猪脑、猪心、猪肝、猪肾、猪肚、猪朋肠、猪肉松、肥牛肉、牛脑、牛肺、牛肾、牛肉松、羊脑、羊肺、羊肾、鸡肝鱼子、虾皮、蟹黄、蚶肉、黄油、风度肝、鸡蛋粉、蛋黄、松花蛋、鹌鹑蛋、凤尾鱼、鱼肉松

食物中嘌呤含量（100g 食物）

含　　量	食物种类
生成微量嘌呤食物	奶类、蛋类、水果、蔬菜（下列量多者除外）、精制谷类、林、咖啡、茶、果汁
中等量嘌呤食物 75mg	龙须菜、菜豆、蘑菇、菠菜、豌豆、麦片、海鱼类、鸡肉、羊肉
75~150mg嘌呤食物	牛肉、牛舌、猪肉、鸭、鹅、鸽、鲤鱼、干豆类、鸡肉、鸡肉汤
150~1000mg嘌呤食物	牛羊内脏、沙丁鱼、鱼子、浓肉汤、肉精

微信扫码，立领

☆ 健康数据标准　☆ 名师讲解课程
☆ 日常实践方法　☆ 分享所学笔记

.